CAMBO

SON CLIMAT, SES EAUX

PAR

Le Docteur JUANCHUTO

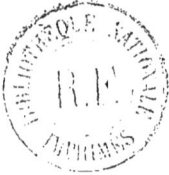

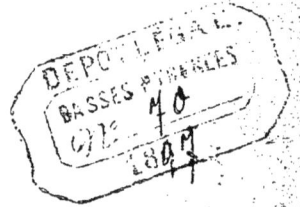

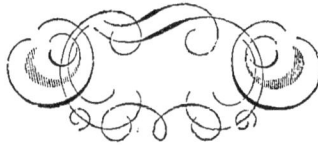

BAYONNE

IMPRIMERIE-LIBRAIRIE L. LASSERRE, rue Gambetta, 20

—

1897

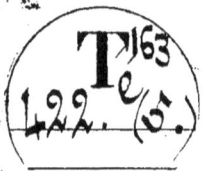

CAMBO

SON CLIMAT, SES EAUX

PAR

LE DOCTEUR JUANCHUTO

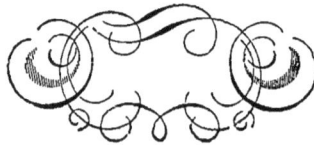

BAYONNE

IMPRIMERIE-LIBRAIRIE L. LASSERRE, rue Gambetta, 20

—

1897

INTRODUCTION

Depuis que la Société Teillery frères et Cie a pris possession des sources minérales et de l'Établissement thermal de Cambo, cette station n'a pas cessé de prospérer. Chaque année, depuis 1882, y a amené un nombre de baigneurs de plus en plus considérable; chaque recensement a accusé un accroissement notable de la population.

Ce résultat est la conséquence des améliorations introduites dans l'installation de l'Établissement, améliorations qui ont valu à la Société d'être l'objet de distinctions honorifiques au Congrès de Biarritz (1886), à l'Exposition de Toulouse (1887) et à celle de Paris (1889).

Une médaille d'argent lui a été décernée à l'Exposition universelle de Bordeaux, dans le courant de l'année 1895.

J'avais, à l'occasion de cette exposition, rédigé un mémoire destiné à éclairer le Jury de la Section des Eaux minérales : 1° sur l'historique de la station (bâtiments'et captages); 2° sur l'état actuel de l'Établissement thermal; 3° sur la composition chimique, les propriétés et les usages thérapeutiques des eaux minérales de Cambo.

On me dit que la divulgation de ce mémoire peut être de quelque utilité à notre station. Cette considération est trop précieuse à mes yeux pour que je ne cède pas aux sollicitations dont je suis l'objet.

Le chapitre qui a trait à la thérapeutique n'a peut-être pas été suffisamment développé dans ce travail, exclusivement destiné aux membres du Jury de l'Exposition de Bordeaux.

Bien qu'incomplet, ce mémoire fournit des indications assez précises pour que je me croie autorisé à le publier, tel que, me réservant de tirer bientôt un meilleur parti des observations recueillies au cours des quinze années pendant lesquelles j'ai exercé la médecine à Cambo.

Par ailleurs, il m'a paru qu'on ne pouvait pas séparer l'étude de Cambo thermal de celle de Cambo climatérique et hivernal.

Je ferai donc précéder ce mémoire d'une notice sur le climat de la station.

Je me déclarerai satisfait si, réussissant à mettre en relief et à faire valoir, selon leur mérite, les avantages de la station climatérique et thermale de Cambo, j'ai pu contribuer, à mon tour, à son développement.

PREMIÈRE PARTIE

CLIMAT DE CAMBO

I. TOPOGRAPHIE

Cambo est une station sanitaire, située dans cet admirable département des Basses-Pyrénées, où la douceur du climat et la beauté du paysage attirent, chaque année, un si grand nombre de visiteurs et de malades.

Sa population, presque exclusivement composée de Basques, dépasse aujourd'hui 2,000 âmes.

Elle est placée à deux pas de la frontière espagnole et à cinq lieues de Bayonne. Quinze kilomètres la séparent, à vol d'oiseau, de l'Océan.

La voie ferrée de Bayonne à Saint-Jean-Pied-de-Port, dont le merveilleux parcours est déjà bien connu des touristes, la relie, depuis 1891, à la ligne du Midi, et, par elle, aux autres grandes lignes de France et d'Espagne. En sorte que 4 heures suffisent aujourd'hui pour s'y rendre de Bordeaux et qu'on effectue en 14 heures le trajet de Paris et Madrid à Cambo (1).

Cette station occupe le centre de la belle et fertile vallée de la Nive. Adossée aux premiers contreforts Pyrénéens, elle se présente sous l'aspect d'une oasis charmante.

« A Cambo, tout est promenades, lieux de repos, bois touffus et sites enchanteurs, » nous dit M. Lacour (2).

(1) Une gare avec bagages, *Station de Cambo-Ville*, et une halte pour voya-geurs seulement : *halte de Cambo-les-Bains*, desservent la commune de Cambo.

(2) *Notice sur Cambo, ses eaux minérales et les environs*, publiée en 1834 par J.-L. Lacour, ancien sous-intendant militaire et officier de la Légion-d'honneur et l'auteur des *Excursions en Grèce pendant les années 1832 et 1833*.

« Cambo, reprend M. d'Elcourt (1), n'est ni une ville, ni un village ; c'est un parc dans les grandes proportions que la nature seule peut donner à ses œuvres. »

« C'est le jardin des Pyrénées », s'écrie un autre ; « on se croirait dans une Suisse en miniature », ajoute un quatrième.

Et, réellement, avec ses maisons blanches et coquettes, ses routes ombreuses et ses sentiers embaumés ; avec la splendide végétation de sa verte campagne ; avec sa rivière, ses coteaux et ses montagnes, Cambo offre le coup d'œil le plus riant et le plus pittoresque que jamais imagination ait évoqué. On y éprouve une impression de quiétude dont le charme est attrayant.

La partie la plus importante et la plus habitée de la station s'appelle *le Haut-Cambo*. Il se développe sur un vaste plateau de un kilomètre carré de superficie. Une large avenue de chênes séculaires le traverse de l'Ouest à l'Est, laissant à gauche le bourg qui, *formant terrasse*, domine *la vallée du Bas-Cambo*, tandis qu'à droite se déroule la campagne ornée de jolies habitations, semées çà et là tantôt au milieu de prairies ensoleillées, tantôt à l'ombre de grands bois ; elle aboutit ensuite, par une pente douce tracée à flanc de coteau, au *quartier de l'Établissement thermal.*

Aux pieds de la terrasse, dont les bords sont taillés à pic, et à 40 mètres en contre-bas, coule la Nive, arrosant une riante plaine cultivée comme un jardin et coupée par la voie ferrée. Dans le fond, on aperçoit le *Vieux-Cambo* — autrefois la section principale de la commune, — appuyé sur des coteaux recouverts de vignes. Plus en arrière se détache une ligne de collines boisées abritant cette plaine contre les vents froids du Nord. *Telle est la vallée du Bas-Cambo.* Elle est bornée à l'Est par le *hameau de Haurzain,* bâti en amphithéâtre, sur le versant le plus avancé des coteaux qui circonscrivent la plaine.

Si nous remontons le fil de la rivière, nous contournons l'extrémité Est du plateau du Haut-Cambo, et nous pénétrons dans le *vallon de l'Établissement,* situé sur notre droite. C'est là qu'ont été découvertes les sources sulfureuse et ferrugineuse ; là que s'élèvent les Thermes, au milieu de jardins en fleurs et de plantes exotiques, là qu'apparaît un parc dont la merveilleuse beauté défie toute

(1) A. d'Elcourt, *Au pied des Pyrénées* (1864).

description. On n'y voit que chênes superbes, s'élançant droits et altiers vers l'espace. Plantés en lignes, parallèlement à la Nive, ils dessinent des allées spacieuses séparées les unes des autres par des bancs de gazon et protégées contre les rayons du soleil par l'épaisse et fraîche voûte de verdure que forment au dessus d'elles les branches entrelacées de leurs cimes puissantes.

Ce parc se prolonge, pendant près de six cents mètres, sur les bords de la rivière ; claire et brillante, celle-ci coule, avec un doux murmure, sur un lit de cailloux blancs et polis. La *montagne des Dames*, dont l'une des assises s'étend jusqu'à la Nive pour former le vallon de l'Établissement, protège cette délicieuse promenade contre les ardeurs du Midi, en sorte que l'air frais et agréable qui souffle du côté de la rivière y a seul accès.

Que de stations en vogue nous envient ce vallon enchanteur !

Sur la rive opposée, à l'Est du plateau et faisant face au quartier de l'Établissement, se dresse le *mont Ursuya*. Cette montagne semble émerger de la Nive. Puis, elle s'élève par gradins superposés pour atteindre la hauteur de 700 mètres. Sa base s'élargit au départ de Cambo et reçoit le quartier rural de *Basseboure*.

Mais revenons au Haut-Cambo.

Nous avons vu qu'au Nord le plateau est taillé à pic sur la Nive qui le contourne à l'Est.

Un ravin étroit et profond — ravin d'Urbelzerreca (1) — le délimite au *Sud*. De l'autre côté de cette gorge, la montagne des Dames se relie, par le col de *Berhartia, à la Bergerie* (2), ravissant monticule qui domine la vallée jusqu'à Bayonne et la mer. Cette ceinture de collines constitue au Haut-Cambo un premier abri. On aperçoit plus loin des reliefs plus élevés, et au dernier plan, à trois kilomètres de Cambo, les premières hautes montagnes, le Hartza (930 mètres), le Mondarrain (760 mètres) et l'Iguzkimendi (800 mètres). Un rempart infranchissable garantit ainsi le plateau contre les vents secs du Midi qui, pour être rares surtout en été, n'en seraient pas moins désagréables sans cette protection.

(1) Traduction littérale : *ravin de l'eau noire*. Cette dénomination vient de ce que l'eau de cette gorge a la propriété de noircir les pierres qui tapissent le fond de son lit.

(2) Une route carrossable, construite par le génie militaire, rend facile l'accès à la Bergerie, et en fait la promenade favorite de l'étranger.

Le mont Ursuya, à l'Est, le sommet de *Baïgura,* qui se profile entre l'Ursuya et le Hartza, au Sud-Est, forment à leur tour une barrière contre laquelle viennent se briser les vents de terre.

Une ligne ininterrompue de crêtes élevées, qui partant du Mondarrain aboutissent *à la Rhune,* préservent encore le Haut-Cambo des rafales du Sud-Ouest.

Si nous nous dirigeons enfin vers l'Ouest, nous rencontrons à l'extrémité du plateau une nouvelle gorge qui le découpe très nettement. C'est le *ravin d'Anchuberrua.*

Nous allons voir dans quelle mesure les dispositions que je viens de décrire contribuent à déterminer le climat de Cambo.

II. CLIMAT

Pour bien connaître le climat d'un pays, il faut analyser chacun des éléments qui le constituent. Il arrive souvent que, dans une contrée, ces éléments se modifient sur quelques points, bien que toute la région paraisse soumise à des influences identiques. Dans le Sud-Ouest par exemple, Arcachon, Dax, Biarritz et Pau offrent quelques particularités distinctives. Bien plus, des modalités spéciales peuvent être imprimées parfois, à ces éléments, dans diverses parties d'une même localité. Il en est ainsi pour Cambo. Rendre compte des variétés qui en sont la conséquence m'entraînerait trop loin. Je me bornerai à étudier le climat du Haut-Cambo, résidence habituelle des malades.

Je passerai en revue l'air et la température atmosphérique, tout en examinant quels sont les agents qui procurent à l'air ses propriétés, à la température ses qualités. De cet exposé ressortira la salubrité du climat, que mettront mieux en lumière quelques faits cités à l'appui.

§ I. AIR ATMOSPHÉRIQUE

Pureté de l'Air

L'air de Cambo est d'une pureté remarquable.

Tel est le premier point que je me propose d'établir.

Plusieurs circonstances y concourent : En premier lieu il n'existe à Cambo ni agglomération, ni stagnation de matières organiques, ni brouillards susceptibles de vicier l'atmosphère.

Inutile d'insister sur l'absence d'agglomération. Il suffit d'énoncer le fait pour comprendre les conséquences qui en découlent.

Il me paraît utile, en revanche, de rechercher les conditions qui s'opposent à toute stagnation de matières organiques et à la formation de brouillards.

Ce double phénomène a pour cause unique l'écoulement rapide des eaux pluviales, obtenu : 1° par la configuration du plateau de Cambo; 2° par la constitution du sol qui le recouvre.

Il ressort, en effet, de la description que j'ai esquissée dans le chapitre précédent qu'il existe, tout autour du Haut-Cambo, une tranchée profonde et taillée à pic formée au Nord et à l'Est, par la Nive, au Sud par la gorge d'*Urbeltzerreca,* et à l'Ouest par le ravin d'*Anchuberrua.* Cette disposition favorise incontestablement l'écoulement des eaux pluviales.

La perméabilité du sol contribue au même résultat, en livrant un libre passage aux eaux déversées sur le plateau.

J'ai eu précédemment l'occasion de signaler, à diverses reprises, l'existence et les conséquences de cette perméabilité. Un homme que sa science et son désintéressement placent au dessus de toute critique, M. Vélain, professeur de géologie à la Sorbonne, a confirmé cette assertion. Voici dans quels termes notre aimable et distingué confrère de Cannes, le Dr Daremberg, membre de l'Académie de médecine de Paris, formule l'opinion de M. Vélain (1) :

« Grâce à la science si parfaite de M. Vélain, le savant géologue
« de la Sorbonne, je puis dire que le sol du plateau de Cambo
« n'est jamais humide, quelle que soit la masse d'eau qu'il reçoit.
« Ce sol est composé de cailloux, de galets reposant sur du
« calcaire; l'eau fuse comme à travers un filtre, se perd dans le
« torrent ou sort de terre par des sources d'une pureté remarquable.
« C'est vraiment un filtre parfait, un très-important agent d'assai-
« nissement; avec un pareil instrument, il n'y a jamais de sta-
« gnation de matières organiques. »

Donc, écoulement rapide des eaux fluviales, et par suite pas d'eau stagnante; — et comme conséquence, pas d'évaporation miasmatique, pas de formation de brouillards (2).

(1) Nous relevons cette citation et celles qui suivent dans un article du Dr Daremberg, publié par le *Journal des Débats* en octobre 1894.

(2) Tous les auteurs qui ont écrit sur Cambo sont unanimes à reconnaître l'extrême rareté des brouillards dans cette station sanitaire.

En un mot, l'air de Cambo ne peut pas être vicié; voilà un point acquis.

Les bénéfices que retire le plateau de l'écoulement rapide des eaux fluviales doivent être d'autant plus appréciés que Cambo appartient à une zone d'humidité moyenne. Le voisinage du golfe de Gascogne y rend, en effet, les pluies relativement fréquentes, surtout en hiver, lorsque dominent les vents d'Ouest.

Influence de la Pluie

Cette fréquence de la pluie est-elle nuisible à notre station? On aurait tort de le croire.

Permettez-moi de citer à l'appui de cette assertion les réflexions du Dr Hermann Weber sur les inconvénients et les avantages des climats d'humidité moyenne. « On a, dit-il (1), souvent considéré « la pluie, et surtout la fréquence de la pluie, comme un élément « nuisible dans une station sanitaire; cette question peut cepen- « dant être envisagée de diverses façons. Si la pluie n'est pas fré- « quente ou continue au point d'empêcher le malade de séjourner « en plein air, elle a l'avantage de purifier l'air des mélanges « organiques et inorganiques et de le vivifier par la formation « de l'ozone et l'amoindrissement de l'humidité relative ; bien des « gens se sentent frais et plus dispos pendant et après la pluie. La « marche même est rarement nuisible pendant la pluie, lorsqu'on « a soin de prendre quelques mesures de précaution. »

Or, à Cambo, si les pluies sont relativement fréquentes, elles ne sont pas continues. Les journées pendant lesquelles il pleut sans relâche sont fort rares. On en compte à peine 8 ou 10 par an. Et comme, par suite de l'écoulement rapide des eaux pluviales — pré- cieux phénomène sur lequel je me suis appesanti plus haut, — la dessiccation des routes est très prompte, pour ainsi dire immédiate, nous sommes amenés à reconnaître que, dans cette station clima- térique, les malades peuvent tous les jours et en toute saison se promener au grand air.

C'est dire que les inconvénients de la pluie y sont réduits au minimum.

(1) *Climatothérapie*, par le Dr Hermann Weber, traduit de l'allemand par les Drs Doyon et Spilmann.

Quant aux avantages qu'elle comporte, Cambo en bénéficie d'une façon toute particulière.

Quels sont, en effet, ces avantages?

« La pluie, nous dit le docteur Weber, purifie l'atmosphère des matières organiques et inorganiques. » Mais, si ces matières étaient entraînées sur un sol dense, compacte et disposé de façon à retenir les eaux pluviales, il en résulterait une stagnation funeste, car, au retour du soleil, s'élèveraient dans l'atmosphère des vapeurs imprégnées de miasmes produits par la fermentation de ces matières. Et l'air serait de nouveau vicié.

Rien de semblable, on le sait, n'est à redouter pour Cambo. La configuration du plateau et la perméabilité du sol s'opposent à ce que l'eau y séjourne. En sorte que la pluie concourt efficacement à y entretenir la pureté de l'air.

C'est encore à l'écoulement rapide des eaux pluviales que l'on doit, comme nous l'avons déjà vu, l'absence des brouillards. Cette circonstance nous autorise à affirmer que le second avantage attribué, par le Dr Weber, à la pluie — c'est-à-dire, *l'amoindrissement de l'humidité relative* — y est mieux assuré que dans toute autre station sanitaire.

La formation de l'ozone, tel est, suivant l'auteur de la *Climatothérapie,* le troisième avantage conféré par la pluie. Or, l'ozone se rencontre constamment dans l'air atmosphérique de Cambo. Il y existe même — le fait a été relaté par M. Henry Léon dans la *Revue de climatologie du Sud-Ouest* — en fortes proportions. Notre station jouit donc à son tour de ce bénéfice, inhérent aux régions pluvieuses. Elle en profite d'autant plus sûrement que quinze kilomètres à peine — il ne faut pas l'oublier — la séparent de la mer, centre principal de production de l'ozone.

Qualités de l'Air

L'amoindrissement de l'humidité relative et *la formation de l'ozone* ont pour action, dit Weber, de *vivifier l'atmosphère.* Ces deux conditions étant admirablement remplies à Cambo, l'air qu'on y respire est *essentiellement tonique.*

Ce n'est pas tout encore.

La pluie — sans parler de l'influence qu'elle exerce sur la température, influence que je me propose de faire ressortir dans le chapitre suivant, — la pluie, dis-je, confère à la station climatérique de Cambo des avantages non moins précieux.

N'est-ce pas elle, en effet, qui entretient dans notre contrée cette luxuriante végétation que l'on nous envie tant sur les bords de la Méditerranée ? N'est-ce pas elle encore qui imprime à notre air les *qualités sédatives* qui le caractérisent ?

Cette action sédative est incontestable. Que de fois n'avons-nous pas vu les excités et les névrosés retrouver dans notre station, sinon dès la première nuit, du moins au bout de très peu de jours, un sommeil depuis longtemps perdu !

En résumé, l'air de Cambo est *exceptionnellement pur, véritablement aseptique.* Il ne surexcite pas comme celui que l'on respire près des plages maritimes ou sur les hautes altitudes ; néanmoins, *tout en étant sédatif,* il subit l'influence éloignée de la mer et des montagnes et s'enrichit de propriétés *toniques* incontestables.

§ II. Température

Je passe maintenant à l'étude de la température atmosphérique.

Voici ce qu'écrivait en 1847 le Dr Delissalde, relativement au climat de Cambo :

« *La latitude et la position géographique du* Labourd (1) *lui*
« *donnent un climat doux et tempéré, mais extrêmement variable*
« *et souvent humide pendant les premiers mois de l'année; les*
« *gelées y sont rares et de courte durée; le thermomètre ne*
« *descend pas alors à plus de 4° au dessous de zéro. Le froid ne*
« *se fait guère sentir que vers la fin de décembre, et se prolonge*
« *rarement et au-delà des premiers jours de mars. Le printemps*
« *y est délicieux.*

« *A Cambo, les vents joints au produit d'une luxuriante végé-*
« *tation tempèrent les chaleurs de l'été. Avec l'automne, semble*
« *renaître le printemps; le ciel est serein, la température douce;*
« *c'est pour Cambo la saison des plaisirs.* »

Les faits énoncés par le Dr Delissalde restent toujours vrais. Je n'en veux donner d'autre preuve que les résultats fournis par les

(1) Le Labourd est la partie du Pays Basque rattachée à l'arrondissement de Bayonne.

températures qui ont été relevées par moi, durant une période de cinq années, à l'observatoire de Cambo. Les voici :

		Moyenne des minima	Moyenne des maxima	Moyenne entre minima et maxima	Moyenne saisonnière
HIVER	Décembre ...	4.8	10.8	7.7	7.9
	Janvier	4.2	10.6	7.4	
	Février.......	5.2	12.2	8.7	
PRINTEMPS	Mars	6.2	14.4	10.3	12.3
	Avril........	7.8	16.2	12.0	
	Mai	9.4	19.6	14.5	
ÉTÉ	Juin	14.6	24.8	19.7	20.3
	Juillet	15.2	25.6	20.4	
	Août.........	15.4	26.2	20.8	
AUTOMNE	Septembre. ..	12.6	22.4	17.5	14.1
	Octobre......	10.2	17.6	13.9	
	Novembre ...	7.8	14.2	11.0	

On le voit, ces résultats concordent parfaitement avec les renseignements publiés en 1847 par le Dr Delissalde.

L'installation d'un observatoire nous a permis d'étudier, en outre, les températures de ce que l'on est convenu d'appeler la journée médicale, étude dont l'intérêt, au point de vue climatérique, est autrement important. Elle commence à 9 heures du matin et se termine à 5 heures du soir.

Voici le tableau des températures prises aux heures indiquées et comparées avec le maxima de la journée :

		9 h. matin.	Maxima.	5 h. soir
HIVER	Décembre.........	7.6	10.8	7.8
	Janvier....	7.4	10.6	7.4
	Février....	8.6	12.2	8.2
PRINTEMPS	Mars	10.4	14.4	11.0
	Avril............	11.6	16.2	12.2
	Mai.............	15.0	19.6	14.7
ÉTÉ	Juin	19.6	24.8	21.0
	Juillet.....	21.2	25.6	22.2
	Août...	22.8	26.2	23.6
AUTOMNE	Septembre........	17.6	22.4	19.5
	Octobre	12.8	17.6	14.7
	Novembre........	10.6	14.2	11.9

Nous constatons, à l'examen de ce tableau, que l'écart entre les températures pendant la journée médicale est peu considérable et que les oscillations diurnes sont très-faibles.

Ce qui revient à dire que l'on n'a pas à redouter à Cambo les brusques variations de température.

Si nous voulons maintenant rechercher les causes qui déterminent ces résultats, il nous suffira d'analyser les conséquences spéciales résultant des divers phénomènes qui régissent le climat de Cambo.

Quelle peut être par exemple l'influence plus haut mentionnée des pluies sur la température ? Pour la bien saisir, il faut se rappeler qu'elles sont amenées à Cambo par des nuages formés sur l'Océan. Or, les eaux du Golfe de Gascogne subissent l'influence permanente du *gulf stream* et sont constamment, en été comme en hiver, maintenues à une température sensiblement égale. Il s'ensuit que ces eaux, en se déversant sur Cambo, produisent un effet différent suivant la saison où elles tombent; elles rafraîchissent l'atmosphère en été, elles l'attiédissent en hiver. Le voisinage du golfe de Gascogne contribue, même en l'absence de la pluie, à adoucir les rigueurs de la température estivale et hivernale, grâce aux courants d'air qui s'établissent entre la montagne et la mer.

A l'action bienfaisante exercée sur la température estivale par le voisinage de la mer, s'ajoute celle qui résulte de la proximité de montagnes vertes et boisées, qui concourent, avec l'abondante et fraîche végétation du plateau et des collines environnantes, à modérer les chaleurs de l'été.

L'absence des froids rigoureux s'explique aisément par les diverses conditions que nous avons énumérées déjà; ce sont : le voisinage du golfe de Gascogne, l'ensoleillement d'un plateau bien abrité, sa faible altitude. C'est encore à ces circonstances que nous devons attribuer l'extrême rareté de la neige. Elle se contente le plus souvent de blanchir et d'orner les cîmes les plus élevées des montagnes qui dominent le plateau.

La grêle est, aussi, très rare à Cambo. L'explication de ce curieux phénomène météorologique doit trouver sa source dans la direction imprimée aux nuages par les courants d'air résultant de la disposition des montagnes qui l'avoisinent.

Pour nous résumer, disons que le Haut-Cambo jouit d'une température douce et uniforme en été comme en hiver.

III. SALUBRITÉ DU CLIMAT

Grâce à cette température, le plateau de Cambo, protégé contre la violence des vents, purifié par les pluies fréquentes, nous offre un climat d'une salubrité parfaite.

Nous rappellerons, à l'appui, que jamais épidémie n'a pu prendre racine sur cette terre privilégiée. Les épidémies de choléra (1854-1855) et celle de variole (1875) épargnèrent le Haut-Cambo, tandis que ces terribles fléaux décimaient la population dans les bourgades voisines.

La malaria y est, aussi, inconnue. Elle y guérit au contraire. L'époque n'est pas éloignée où, du département des Landes, accouraient en grand nombre les malades atteints par ce fléau. Après un séjour relativement court, ils revenaient chez eux complètement débarrassés des fièvres qui les consumaient. La richesse est venue dans ces contrées. Les plaines marécageuses ont été assainies et la malaria a presque entièrement disparu. Mais la réputation de Cambo était faite à cet égard, et c'est de toutes les parties de la France que l'on nous adresse aujourd'hui les fiévreux. Comme autrefois les Landais, ils en repartent absolument guéris.

Veut-on encore une preuve de la salubrité du climat de Cambo? Qu'on jette les yeux sur la statistique suivante relative à la mortalité pendant trente années :

Sur 1,040 décès relevés pendant cette période trentenaire, nous constatons :

126 décès entre	0 an et	1 an.		44 décès entre	40 ans et	50 ans·
69	—	1	—	5 ans.	84	—	50	—	60 —
28	—	5 ans et	10	—	127	—	60	—	70 —
13	—	10	—	15	—	203	—	70	—	80 —
32	—	15	—	20	—	166	—	80	—	90 —
61	—	20	—	30	—	28	—	90	—	100 —
55	—	30	—	40	—	4 avaient dépassé la centaine.

Ce tableau nous apprend que sur 1,040 décédés, 528, plus de la moitié, avaient dépassé la soixantaine, et nous voyons que sur ces 528 personnes, 203, c'est-à-dire le 1/5, sont morts entre 70 et 80 ans; 166, un peu plus de 1/6, entre 80 et 90 ans. Le nombre des nonagénaires et des centenaires est assez important, à son tour, pour attirer l'attention.

Ces chiffres ne sont-ils pas plus éloquents que toutes les démonstrations pour établir la supériorité du climat de Cambo ?

CONCLUSIONS

Dans ces conditions, Cambo doit prendre rang parmi les stations sanitaires si nombreuses et si justement estimées que renferme le Sud-Ouest de la France.

Un air pur, tonique et sédatif, des saisons tempérées, voilà ce qui, tout en rendant salubre le climat de Cambo, tend à le caractériser.

Si nous l'envisageons comme résidence hivernale et si nous le comparons aux stations du littoral méditerranéen, nous sommes obligés de reconnaître que ces dernières sont plus ensoleillées et que la température — la température diurne surtout — y est plus élevée. Mais l'air qu'on y respire surexcite, tandis que celui de Cambo est sédatif ; les écarts de la température y sont brusques et grands, tandis qu'ils sont réduits ici au minimum.

Les stations du Midi conviennent aux malades dont l'organisme a besoin d'être excité ; — les nerveux s'adresseront plus utilement au climat de Cambo.

Voici comment s'exprime à cet égard le Dr Daremberg, dans l'article dont j'ai déjà extrait quelques passages :

« Le séjour que je viens de faire dans ce joli et hospitalier pays
« m'a permis d'apprécier les qualités de cette région, et, comme
« en France, on étudie fort peu les stations climatériques, je
« voudrais rendre service à mes confrères et aux nombreuses per-
« sonnes faibles ou malades en leur disant que *le climat de Cambo*
« *est parfait pour les gens nerveux, pour tous ceux qui ne se*
« *trouvent pas bien au bord de la mer, à Biarritz, à Cannes ou*
« *à Menton.* Dans la gamme des stations, Cambo est une note
« spéciale : air pur de la vraie campagne, faible altitude, léger
« éloignement de la mer et des hautes montagnes.....
« Les lymphatiques, les nerveux, les dyspeptiques, les rhuma-
« tisants, les affaiblis, et même les *scrofuleux* et les *tuberculeux,*
« pourront faire un séjour très profitable à Cambo en avril et en

« mai, en septembre et en octobre. *Ces derniers pourront quel-*
« *quefois prolonger leur séjour pendant tout l'hiver.* »

A cette liste déjà longue, mais exacte, je voudrais ajouter les
convalescents, les *chlorotiques,* les *asthmatiques* et les *emphysémateux,* qui se trouvent en général très bien de notre climat où
ils peuvent en même temps bénéficier d'un traitement hydro-mi-
néral approprié.

C'est en considérant les précieuses ressources d'une station où
les hivers sont plus tempérés que ceux de Pau, la ville hivernale
du Sud-Ouest qui jouit de la plus vieille et de la plus légitime
réputation, que je m'écriais en 1886 : « N'avons-nous pas le droit
d'espérer que Cambo deviendra une station hivernale et climatérique de premier ordre »?

Les évènements se sont chargés de répondre à ma question.
Depuis lors, Cambo a prospéré, non pas seulement comme station
thermale — ce que je serai amené à constater dans la seconde
partie de ce mémoire — mais aussi comme station climatérique
et hivernale.

Depuis tantôt quatre ou cinq ans, une nombreuse colonie an-
glaise y séjourne en mars et avril. Bien mieux, le nombre des
familles venues durant ces derniers hivers pour y chercher, avec
une température agréable, les avantages d'un climat salubre et
fortifiant, a progressivement augmenté, et — nous sommes heureux de pouvoir l'affirmer — les bénéfices que les malades ont
retirés de leur séjour sont de nature à nous inspirer confiance pour
l'avenir de Cambo.

La présence de M. le professeur Grancher n'a pas peu contribué
à étendre le renom de la station. Je cite encore M. Daremberg.
« Les Français, dit-il (1), oubliaient toujours Cambo quand le
hasard de la santé, des voyages et des relations, amena M. le docteur Grancher à Cambo. Ce savant professeur put apprécier les
qualités remarquables de ce climat Bas-Pyrénéen. Sa santé s'y
raffermit peu à peu. Les amis du maître sympathique parlèrent
de Cambo, de ce trou inconnu des Parisiens; on y vint, on fut
ravi. Le climat était agréable en automne, quand on commençait
à geler à Paris. »

(1) *Loco citato.*

Pendant trois années consécutives, Madame Grancher, vénérée comme « la Providence des Pauvres », et le professeur Grancher sont venus à Cambo. Ce séjour prolongé, dans un climat sain et tempéré, a rendu la santé à notre éminent maître. Celui-ci a communiqué en retour, et par le seul fait de sa présence, un regain d'animation et de vie à notre station.

Aujourd'hui M. et Mme Grancher ne sont plus des hôtes pour Cambo. Ils y ont acquis droit de cité en devenant propriétaires du ravissant domaine de M. O'Shea. C'est là que s'élève dans un site enchanteur, au centre d'un panorama merveilleux, une coquette et spacieuse villa, dont l'ensemble harmonieux reproduit les types les plus gracieux de la maison basque.

Cette construction deviendra l'habitation de campagne — plaise à Dieu que ce soit pour de longues années — de nos illustres et nouveaux concitoyens.

Un bonheur plus grand ne pouvait échoir à notre station. J'estime, pour ma part, que cette détermination fera, mieux que toute autre circonstance, apprécier la valeur de notre climat.

Le vœu que j'avais formulé en 1886 s'est réalisé. Rien ne viendra désormais ralentir le développement de la station climatérique et hivernale de Cambo.

SECONDE PARTIE

STATION THERMO-MINÉRALE DE CAMBO

Dans toutes les publications qui ont trait aux sources minérales de Cambo, l'étude de l'eau sulfureuse occupe la place la plus importante. L'examen de sa composition chimique, de ses propriétés et de son action thérapeutique, bien que très rapide, me retiendra, à mon tour, plus que celle de l'eau ferrugineuse.

Mais avant de l'entreprendre, je me propose de retracer l'historique des Établissements que cette eau a alimentés depuis sa découverte jusqu'à nos jours, et de passer en revue les divers captages qui ont été exécutés durant cette période sur la source sulfureuse. L'exposé de ces travaux n'offrira peut-être pas grand attrait ; les détails sur lesquels je vais m'appesantir paraîtront sinon utiles, du moins quelque peu arides et sûrement trop longs. Et cependant je ne puis les omettre, car les documents que j'ai recueillis me permettront d'établir, preuves en mains, que l'eau sulfureuse est aujourd'hui identique à ce qu'elle était il y a cent ans, et de détruire ainsi la légende d'après laquelle elle aurait été altérée au cours des diverses modifications apportées au régime de son captage.

I. HISTORIQUE

§ I. Aperçu général

A quel siècle remonte la découverte des eaux de Cambo ? « Elle « est si ancienne, écrit en 1805 M. Le Beuf, maître en pharmacie « de l'École de Paris, qu'on ne saurait avoir une connaissance « certaine de leur origine. »

D'aucuns prétendent toutefois qu'elles furent utilisées sous la

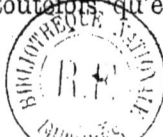

2

dominatio nGallo-Romaine. Si cette affirmation est risquée, il est du moins avéré qu'au moyen-âge ces eaux jouissaient d'une grande vogue dans les contrées voisines. Le merveilleux a toujours plu à l'esprit humain. Quand, à cette époque, on entendait parler de cures extraordinaires opérées par une eau quelconque, le peuple, sans chercher d'autre explication, criait au miracle. Et la masse croyait désormais que cette eau était douée de pouvoirs merveilleux. C'était à l'eau de Cambo que les Basques attribuaient cette vertu surnaturelle, et ils n'auraient pas manqué d'y accourir en grand nombre, la veille de la Saint-Jean. Voici en quels termes J.-L. Lacour, dans sa *Notice sur Cambo* (1834), nous raconte leur veillée :

« A Cambo, le 23 juin, et quelques heures avant minuit, on voit « affluer de toutes les bourgades, villages et hameaux, de cinq « et six lieues à la ronde, bon nombre de Basques qui se rendent « et vont camper dans les belles allées de l'établissement, où se « trouvent les deux sources sulfureuse et ferrugineuse..... Deux « distributeurs de l'eau merveilleuse sont postés à chacune de ces « deux fontaines, et, minuit sonnant, ils entrent en fonctions; « c'est-à-dire qu'ils sont livrés à un mouvement perpétuel pour « offrir, moyennant un sou, autant de verres d'eau que coffre « humain peut en contenir. La vertu de l'eau sans pareille, et bien « autrement admirable que celle de Farina, est de préserver de « toutes maladies, au moins pendant un an, tous ceux qui en vou- « dront boire à tasse pleine. Aucun pèlerin ne s'avisera de mourir « avant la Saint Jean de l'année prochaine; et s'il en reprend, « nouveau brevet! Ce qui n'est pas précisément prouvé depuis le « XIᵉ siècle, époque où Saint Léon, se retirant noblement, tête « sous bras, devant ses assassins, fit jaillir la fontaine vers laquelle « aujourd'hui des populations entières se précipitent..... Les pèle- « rins ne viennent pas seulement pour leur compte ; ils sont « devenus les commissionnaires de leurs parents, de leurs amis et « de tous les moribonds des lieux qu'ils ont quittés. Chevaux et « mulets prennent lourde charge des eaux de Cambo. »

Cette coutume, qui dura des siècles, persista jusqu'à une époque assez récente.

Au XVIᵉ siècle, la vogue des eaux de Cambo s'étendait jusqu'à la Gascogne et la Guyenne. Messieurs du Parlement de Bordeaux fréquentaient alors la station, et les historiens, qui relatent ce fait, rapportent encore qu'en 1585, François de Noailles, évêque de Dax, mourut en se rendant aux Thermes de Cambo.

Davity, l'auteur d'un remarquable ouvrage sur la *Description du Monde,* nous apprend à son tour qu'en 1635, ces eaux jouissaient d'une grande réputation et étaient très-fréquentées par les Français et les Espagnols.

Elles ont attiré, par la suite, des personnages célèbres tels que Marie-Anne de Neubourg, veuve de Charles II, roi d'Espagne (1728 et 1729), l'abbé de Montesquieu, Richer Serizy, le fameux général espagnol Mina.

La *Nouvelle Chronique* de Bayonne, publiée en 1827, raconte même (page 16, vol. Ier) qu'un nommé Pédegait en fit, vers 1740, l'exportation aux îles d'Amérique et gagna des sommes considérables.

A partir de cette époque elles sont connues dans toute la France. Raulin les mentionne. Les lettres de Théophile Bordeu (1746-1748) *Sur les Eaux minérales du Béarn et des contrées voisines,* en parlent favorablement. Laborde, dans son *Essai sur les eaux de Cambo et de Villefranche,* fait connaître leurs propriétés.

Le Bœuf s'en est occupé en 1705 et Salaignac, deux ans plus tard, les analysa.

Puis vint un moment où l'on put croire que la fortune de Cambo était assurée. Ce fut en 1808, lorsque pendant son séjour au château de Marrac, Napoléon Ier visita Cambo. La *Chronique de Bayonne* nous apprend que le grand empereur, « frappé de la « beauté du site, saisissant les avantages de la proximité de « Bayonne et d'une température qui permet l'usage de ces eaux « dans une saison où les sources des Hautes-Pyrénées ne sont « plus accessibles, projeta, ainsi que le rapporte M. Salaignac, d'y « créer un établissement thermal militaire, qui devait servir de « succursale à Barèges. »

150,000 Francs furent votés à cet effet; mais les événements se précipitèrent, la réalisation de ce projet fut retardée, et la chute de l'empire en ajourna indéfiniment l'exécution.

Cambo continua cependant à se développer, comme nous pouvons le constater par les nombreuses publications relatives à cette station : une *Histoire des eaux de Cambo,* par Salaignac (1827);

la *Thèse inaugurale* du Dr Delissalde (1829) ; une *Lettre sur Cambo*, par J.-B. Lalanne (Pau, 1831) ; une *Notice sur Cambo, ses eaux minérales et ses environs*, par J.-L. Lacour, sous-intendant militaire, officier de la Légion d'honneur (1834).

Depuis cette époque jusqu'à nos jours, il n'est pas d'auteur ayant écrit sur les sources minérales qui n'ait parlé de nos eaux. Les docteurs Alibert, Orfila, Bérard et Tardieu, à Paris, Don Robiralto et don Vicente Azuero, à Madrid, les ont préconisées, pendant que le Dr Ducasse, médecin en chef de l'hôpital militaire de Bayonne, et MM. Delissalde et Dotézac, médecins-inspecteurs, publiaient des études magistrales tendant à formuler les indications thérapeutiques des eaux de Cambo, et relatant les nombreux cas de guérison obtenus par leur emploi judicieux.

Ces derniers travaux instruisirent le corps médical sur les ressources dont disposait notre station. Nous constatons avec satisfaction que, de nos jours, les malades nous sont adressés, en plus grand nombre chaque année, non seulement par nos confrères des Basses-Pyrénées, des Landes et des Provinces Basques Espagnoles, mais encore par ceux qui exercent dans des régions plus éloignées, où le nom de Cambo n'avait jamais pénétré jusqu'à l'heure ; par les maîtres les plus autorisés de nos Facultés, par les praticiens les plus éminents de France, d'Espagne et d'Angleterre. Quelques-uns de nos confrères et maîtres sont même venus demander à nos sources le relèvement de leur santé, et les résultats qu'ils y ont obtenus n'ont trompé ni leur espoir, ni notre conviction.

§ II. Historique des Établissements de Cambo

Jusqu'en 1698

Nous savons qu'il existait jusqu'en 1698 un bâtiment avec divers canaux et réservoirs qui formaient l'Établissement. « C'est à cette « époque, nous dit M. Le Beuf, que les États tenus dans la pro- « vince de Labourd passèrent une délibération aux fins de démolir « lesdits établissements construits sur l'eau sulfureuse pour y « pratiquer les bains ; les médecins et plusieurs notables de la « commune furent appelés pour être témoins de cette démolition ; « on trouva sous les fondements des pièces gravées, très antiques,

« avec des inscriptions très curieuses ; mais depuis ce temps cette
« source resta découverte et abandonnée aux soins de la nature. »

De 1698 à 1761

Il fut procédé à cette démolition en vue de construire un Établissement plus important. Mais ce projet ne fut pas exécuté, et
pendant 64 années, de 1698 à 1761, les sources furent laissées sans
captage, exposées à l'air libre et à la merci du premier occupant.

De 1761 à 1820

Ce fut en 1760 que Jean de Lissalde, maire de Cambo, dans un
mémoire présenté à M. d'Etigny, intendant de la province à Auch,
demanda que le fermage des eaux fût mis aux enchères et que des
travaux d'appropriation fussent exécutés. Ce document porte que
« les eaux pluviales, de même que celles de la rivière, se mêlent
« fréquemment à celles des sources et que celles-ci perdent, par
« là, toutes leurs qualités. »

L'autorisation demandée fut accordée, et, en novembre 1761,
les travaux projetés se trouvaient terminés ; ils consistaient en :

1° Un bassin en forme de trapèze de 1 mètre 50 de longueur, sur
une largeur moyenne de 68 centimètres, construit en pierre et en
bois et placé directement au dessus de la source sulfureuse ;

2° Un bâtiment de 10 mètres de longueur sur 7 m. de largeur,
et composé, partie d'un hangar soutenu par des piliers et partie
d'une rotonde fermée contenant deux ou trois baignoires ; cette
construction était en maçonnerie recouverte de tuiles ;

3° Une digue de 100 mètres de largeur, composée de deux rangs
de piquets supportant des bordages, et entre lesquels étaient accu-
mulés de gros galets ; elle était établie à 1 m. 50 environ plus bas
et plus en dedans que la digue actuelle ;

4° Un bassin en planches situé à deux mètres environ à l'Est de
l'Établissement actuel, alimenté par quelques filets d'eau sulfureuse et destiné aux bains de jambes.

De 1820 à 1873

Les bâtiments construits en 1761 existaient encore en *1819*. A
cette date et sur la demande de la communauté, — qui, vu leur

état de délabrement, avait résolu l'érection d'un nouvel Établissement, — une ordonnance royale classa les eaux de Cambo parmi les eaux minérales reconnues d'utilité publique, et autorisa la municipalité à reconstruire son Établissement.

On procéda en *1820* à la démolition des divers bâtiments élevés en 1761. Quelques vestiges de la digue et du bassin en planches furent seuls épargnés. On en retrouve encore des traces aujourd'hui.

La commune résolut alors de mettre aux enchères la concession des eaux minérales pour une période de quarante ans, à charge pour le concessionnaire de construire un Établissement Thermal en rapport avec les besoins d'une clientèle devenue plus nombreuse, de payer à la commune une indemnité annuelle fixe, et de remettre entre les mains de la commune, à l'expiration de la concession, l'Établissement, ainsi construit, en bon état d'entretien.

Monsieur Jean Fagalde devint ce concessionnaire, et construisit à ses frais un Établissement nouveau, conformément aux plans et devis dressés par M. Thénard, ingénieur à Bayonne, et agréés par le conseil municipal de Cambo.

Son érection fut achevée en 1821. L'aspect, bien que simple, en était gracieux.

Il se composait d'un promenoir flanqué à ses deux extrémités de deux corps-de-logis quadrangulaires et d'une demi-rotonde à arcades elliptiques, autour de laquelle se trouvait une promenade circulaire donnant accès à douze cabinets de bain; les baignoires étaient en marbre.

Les pièces situées au rez-de-chaussée des bâtiments quadrangulaires servaient de bureau, de lingerie, de salle d'attente et de salle de réunion.

Mais bientôt cet établissement devint insuffisant. M. Fagalde fut entraîné à l'agrandir et construisit un appendice où furent installés quelques nouvelles cabines de bains, une salle de douches, des bains de vapeur et une piscine à eau courante.

Pour le dédommager des dépenses occasionnées par ces améliorations, la commune, qui en reconnaissait l'urgence, prorogea le délai de la concession.

C'est ainsi que, pendant cinquante-trois ans, Monsieur J. Fagalde ou ses héritiers sont restés fermiers de la commune. Durant cette période, les affaires de l'Établissement se sont développées peu à peu, et — qu'il me soit permis de rendre cet hommage à la famille Fagalde — leur sage et intelligente direction a largement contribué à la prospérité de Cambo.

Cependant quelques dissentiments s'étaient élevés entre le concessionnaire et la commune. Des procès avaient été intentés au fermier. (Ils furent tous perdus par la commune.) On était à la veille d'en engager un nouveau, quand on put en 1872 rétablir l'entente entre les parties intéressées.

Par suite de cet accord, la commune reprit possession de l'Établissement pour l'exploiter elle-même.

Mais cet Établissement était situé à un niveau très bas, et se trouvait, ainsi, trop souvent exposé aux inondations de la Nive. Par ailleurs, il ne répondait plus aux exigences nouvelles des baigneurs et des malades.

Le Conseil municipal, en présence de son insuffisance et de ces inconvénients, décida de le remplacer. Il fut donc entièrement démoli, à l'exception du mur Nord, à arceaux, qui est seul resté debout, et qu'on a utilisé dans la construction de l'Établissement actuel.

Celui-ci mérite une description complète. Elle fera, plus loin, l'objet d'un chapitre spécial. Mieux vaut étudier maintenant les divers captages exécutés en 1761, en 1820 et en 1873.

§ III. Historique des Captages

Captage de 1761

J'ai énuméré plus haut la liste des travaux exécutés en 1761. Nous avons vu qu'il existe encore, à cette heure, des vestiges de ces travaux. C'est grâce à ces vestiges et aux indications retrouvées dans la brochure de M. Le Beuf (1805), grâce aussi aux plans dressés en 1818 par M. Thénard, ingénieur, et J.-B. Saint-Martin, architecte de la ville de Bayonne, que nous pouvons fixer, d'une manière certaine, le niveau qu'atteignaient le réservoir et la digue construits en 1761 ; on verra, lorsqu'il s'agira du débit de la source, que cette détermination offre une grande importance.

Voici, d'abord, les renseignements que nous fournit M. Le Beuf sur le captage de 1761 :

« La source sulfureuse, qui n'est distante de la Nive que d'environ

« douze pas, a un peu plus d'un mètre d'élévation au-dessus de
« son niveau ; et, comme elle en est très voisine et très peu élevée,
« il est fréquent de la voir inondée et souvent confondue avec l'eau
« de la Nive; si les pluies sont continuelles, l'inondation peut
« surpasser de près de deux mètres la fontaine. »

Nous savons par ailleurs : 1° que la crue extraordinaire de 1799
dépassa d'un mètre la digue construite en 1761 et se tint à 30 ou
40 centimètres au-dessous du couronnement de la digue qui existe
aujourd'hui ; 2° que, par suite des travaux exécutés depuis plus de
60 ans, — tels que établissement thermal, digue, pont suspendu —
la Nive a été considérablement encaissée sur ce point et que son
niveau s'est exhaussé de plus de 0.60 centimètres.

Avec ces données, il est facile de déterminer exactement la
hauteur de l'arête supérieure du bassin de 1761 : elle était à deux
mètres en contre-bas de la digue de garantie et à 0ᵐ60 seulement
au-dessus de l'étiage actuel de la rivière.

Pour plus de clarté, nous rapporterons tous ces niveaux à un
repère fixe et nous dirons que

Le griffon de la source était à   16ᵐ80 au-dessus du niveau de la mer.
La surface de la rivière —   18ᵐ »   —   —
Le couronnement de la digue   20ᵐ60   —   —
L'arête supérieure du bassin
   de l'eau sulfureuse était à   18ᵐ60   —   —

Captage de 1820

Le captage de 1761 était insuffisant et défectueux. Il fut repris
en 1820 sous la direction de M. Thénard.

La roche calcaire d'où sourd l'eau sulfureuse ayant été mise à nu
grâce à des travaux considérables, on construisit sur le rocher
même une cuve en maçonnerie, *dont l'arête supérieure s'élevait à
22 mètres 50 au dessus du niveau de la mer.*

La hauteur du griffon étant de 18ᵐ60 au dessus de ce même
niveau, il s'ensuit que *ce bassin s'élevait à 5 mètres 70 au dessus
du griffon.*

M. Salaignac se trompe donc quand il dit que ce bassin avait
une profondeur de 6ᵐ18. Cette erreur vient de ce que le chimiste
de Bayonne avait pris pour base de son calcul l'œil même du griffon. Ces 6ᵐ18 se réduisent à 5ᵐ70, si, dans le calcul de la hauteur

on prend pour base les points où l'eau émerge du rocher, sur un seuil formé par la roche elle-même et s'élevant à 0^{m}45 c. au dessus de l'œil du griffon. . .

M. Salaignac se trompe encore quand il reconnaît au bassin 3 mètres de diamètre sur tout son parcours. Ce diamètre était bien de 3 mètres sur une hauteur de 4^{m}50, mais la cuve se rétrécissait vers le fond pour s'adapter au seuil formé par le rocher, et ce changement de direction dans l'intérieur de la cuve rétrécissait le vide sur ce point de plus de moitié.

Il en résulte que ce bassin, auquel M. Salaignac attribuait une contenance de 43^{m3}69, *ne contenait réellement que 36^{m3} environ.*

De 1820 à 1836 le niveau de l'eau dans ce bassin ne s'élevait qu'à 4^{m}50 au dessus du griffon.

A ce niveau l'eau sulfureuse naturelle se rendait directement à la buvette et aux baignoires, mais celle qui devait être chauffée pour les bains ne pouvait être amenée à la chaudière, située à un niveau supérieur, qu'au moyen d'une pompe.

M. Fagalde père, désirant sans doute s'éviter les frais qu'entraînait journellement la manœuvre de cette pompe, chercha à élever le niveau de l'eau dans le bassin. A cet effet, il introduisit dans le bassin circulaire déjà existant une cuve carrée en bois, descendant jusqu'au rocher, et l'intervalle compris entre ces deux cuves fut comblé avec de la maçonnerie. Le résultat désiré fut obtenu, le niveau s'éleva dans le bassin à la hauteur de 5^{m}70, et l'eau put se rendre d'elle-même, par gravitation, dans la chaudière, et de là dans toutes les parties de l'Établissement.

Cette modification au captage de 1820 fut apportée en 1836, et le bénéfice de cette intervention se maintint jusqu'en 1862, époque à laquelle le niveau de l'eau s'abaissa de nouveau.

Recherchant les motifs de cet abaissement, M. Fagalde fils, qui avait succédé à son père comme fermier de l'Établissement, s'aperçut que des fuites s'étaient manifestées à la partie supérieure de la cuve carrée en bois; il crut trouver dans ce fait l'explication du phénomène, et pour y remédier il fit entourer de béton la partie supérieure de la dite cuve.

A la suite de cette réparation, le niveau de l'eau s'éleva derechef dans la cuve, et pendant quelque temps la chaudière fut alimentée par gravitation; mais bientôt il fallut revenir à la pompe., le niveau ayant de nouveau baissé.

M. Fagalde s'expliqua ce nouvel abaissement par l'existence de fuites situées au niveau des fondations, et voici les travaux qu'il entreprit en 1865 dans le but de les éviter :

Il fit enlever la cuve carrée en bois et la remplaça par une cuve circulaire, en bois aussi, reposant sur un massif de béton; il combla en outre avec les mêmes matériaux tout l'espace compris entre le bassin primitif et la nouvelle cuve.

Cette réparation n'amena point les résultats que l'on en attendait; l'ancien niveau des années 1836-1862 ne fut pas atteint, et l'on dut toujours recourir à la pompe pour alimenter la chaudière.

C'est que, sans nul doute, des fuites persistaient encore.

On en acquit bientôt la preuve. Des infiltrations se produisirent, en effet, soulevant les dalles sur divers points de la rotonde; et quelques recherches permirent de constater l'existence, à l'extérieur de la cuve en maçonnerie, d'un important écoulement d'eau minérale qui, passant par le canal de décharge, allait se perdre au niveau des baignoires de l'Établissement.

Ces faits produisirent un certain émoi dans la commune; on se livra à des propos malveillants inspirés par la jalousie; la population se laissa persuader que la source sulfureuse recevait des infiltrations d'eaux extérieures qui devaient altérer sa nature, et la municipalité adressa des plaintes au fermier de l'Établissement, qu'elle rendait responsable de cet état de choses. Un procès rui-neux allait en être la conséquence; il était même engagé, quand l'administration préfectorale chargea M. Genreau, ingénieur en chef des mines, de se rendre sur les lieux pour vérifier le régime des eaux de Cambo, rechercher la cause des modifications survenues dans le captage et étudier les moyens de réparer les défectuosités.

Cet ingénieur distingué rendit compte de sa mission dans un remarquable rapport daté du 22 mars 1869.

Il ressort de ce rapport que le débit de l'eau, très abondant au griffon, diminuait assez rapidement au fur et à mesure que s'élevait le niveau de l'eau dans la cuve; que cependant aucune fuite n'était constatée de visu tant qu'on n'avait pas atteint la cote $2^m 73$; qu'à partir de cette cote il arrivait que plus l'eau s'élevait, plus la fuite devenait importante, au point que l'on ne pouvait jamais atteindre le niveau nécessaire pour alimenter par gravitation la chaudière ; que cette fuite se retrouvait dans le canal de décharge.

Il y est démontré que l'eau de la fuite de décharge était bien de l'eau minérale naturelle sans mélange, qu'elle n'était altérée par aucune infiltration d'eaux étrangères, et pour mettre en relief ce point important, voici dans quels termes il rend compte des expériences qui lui ont permis de l'établir :

« Pendant que je me livrais à ces essais dans l'Établissement
« thermal de Cambo, le temps était très pluvieux, et cette circons-
« tance m'a permis de faire pendant toute la durée de mon séjour
« une observation qui a bien son importance.

« Toutes les rivières qui entourent l'Établissement de bains, la
« Nive, ainsi que les petits ruisseaux qui sont à l'Ouest de l'Éta-
« blissement étaient troubles et limoneuses, et cependant la lim-
« pidité de la source n'a jamais été altérée, non pas seulement au
« point d'émergence, mais encore à tous les niveaux, à la fuite de
« décharge comme à la buvette.

« Il faut donc en conclure que des eaux d'infiltration ne viennent
« pas s'introduire dans le bassin. »

L'étude de la température et de la composition chimique de l'eau de cette fuite confirment le fait.

Nous aurons occasion de revenir sur cette partie du travail où M. Genreau réfute victorieusement les accusations malveillantes qui tendaient à faire croire que l'eau sulfureuse était altérée.

Occupons-nous pour le moment des défectuosités qu'il signale dans le captage.

Il estime qu'un bassin de trois mètres de diamètre offre de grands inconvénients. Un tel bassin crée sur la source une masse d'eau considérable, qui, demeurant à peu près stagnante, est exposée à perdre partie de ses principes sulfureux et de sa thermalité par suite d'évaporation ; il présente en outre à l'action corrosive de cette eau minérale une surface trop considérable, ce qui peut amener des fuites nombreuses et constantes ; le poids de cette masse contribue au même résultat et, de plus, s'oppose à la libre issue de l'eau et tend à déterminer les fissures dans le rocher lui-même.

Comme conclusion, il affirme que tout le mal sera réparé si on refait complètement le captage en tenant compte de ces observations.

Ce rapport calma les esprits à Cambo; mais la commune avait le désir, tout en se conformant aux conseils donnés par M. Genreau relativement au captage, de construire un nouvel Établissement, l'ancien étant devenu insuffisant. Les pourparlers s'engagèrent à cet effet, entre elle et le fermier et aboutirent à la fin de l'année 1871.

Un acte passé le 24 février 1872 régla les conditions auxquelles le fermier, dont la concession n'expirait qu'en 1882, renonçait à son privilège, et la commune reprit possession de l'Établissement Thermal.

Ce ne fut cependant qu'en 1873 que M. Genreau fut chargé de refaire le captage.

Captage de 1873

Ce captage, terminé en 1874, est celui qui fournit l'eau minérale à toutes les parties de l'Établissement thermal nouveau.

Une note de l'ingénieur en chef des mines, datée du 8 décembre 1874, nous fournit des détails très précis sur la façon dont il fut exécuté.

Le griffon, qui se présente sous la forme d'un conduit circulaire de 25 centimètres environ de diamètre s'ouvrant sur une roche noire de formation liasique, fut complètement mis à sec; puis, par un joint solide en ciment de Vasses, on fixa solidement au rocher et on plaça verticalement au dessus de l'œil de la source un anneau en grès Doulton de 30 cent. de diamètre intérieur et de 60 cent. de longueur, muni d'une tubulure latérale de 10 cent. de diamètre.

Grâce à cette tubulure, on put assurer l'épuisement pendant qu'on élevait au dessus du premier anneau une colonne ascensionnelle de six anneaux de dimensions égales à celles du premier. Tous ces tuyaux, bien unis les uns aux autres, furent reliés par du ciment de Portland à une enveloppe en maçonnerie destinée à les protéger.

Le dernier de ces anneaux présentait lui aussi une tubulure latérale de 10 cent. de diamètre; elle fut continuée, par une tuyauterie en grès Doulton de même diamètre et bien cimentée, jusqu'au canal de décharge dont on avait atteint le niveau.

A ce moment on boucha hermétiquement par l'intérieur de la colonne l'orifice de la tubulure latérale du premier anneau, et l'on vit l'eau minérale remonter dans la colonne ascensionnelle et se déverser dans le canal de décharge. On put alors retirer la pompe, ce canal assurant l'épuisement, et la colonne fut terminée à sec par la mise en place des trois derniers anneaux.

Le premier de ces anneaux, c'est-à-dire le huitième de la série, était muni lui aussi d'une tubulure latérale de 10 cent. de diamètre; celle-ci fut prolongée par une tuyauterie en grès.

Cette tubulure est l'origine de la conduite alimentant l'Établissement thermal. C'est, en effet, sur cette tubulure que se trouvent une première prise consistant en un anneau en grès de 5 cent. de diamètre intérieur prolongé par un tuyau en plomb de même dimension, et une seconde placée plus loin de la colonne et constituée de la même façon, *mais remontant plus haut.*

Les orifices extérieurs des septième et huitième anneaux ayant été à leur tour hermétiquement bouchés, l'eau fit issue par ces deux prises dont la première aboutit à la buvette, tandis que la seconde se rend à la piscine.

Nous avons dit que la conduite de la seconde prise remontait plus haut que celle de la première. Grâce à cette disposition, l'eau de la buvette est celle qui, s'écoulant la première, reçoit la moindre pression; ce n'est que l'excédent non utilisé qui va à la piscine. De cette façon, l'eau arrive aussi promptement et aussi directement que possible du griffon à la buvette; elle y arrive telle qu'elle sort du griffon, et sans que sa thermalité ou ses principes sulfureux aient pu être altérés.

Ces détails, qui paraîtront peut-être trop minutieux, il nous a paru utile de les fournir, pour établir comment M. Genreau a su parer aux défectuosités qu'il avait signalées dans son rapport de 1869. Ils nous permettent encore d'affirmer que le captage de 1873-1874 est absolument irréprochable.

On n'a pas pu cependant recueillir toute l'eau du griffon au moyen de ce captage. La fuite de décharge a réapparu au moment où le niveau de l'eau dans la colonne ascensionnelle dépassait l'origine de la huitième tuyauterie. Cette fuite étant assez importante, M. Genreau n'a pas voulu la laisser perdre; il a réussi à la diriger dans un réservoir spécial, d'où une pompe la puise, puis l'élève dans des cuves destinées à l'alimentation de l'Établissement thermal.

Disons en terminant que *la hauteur de la colonne ascension-*

nelle est de 5 mètres au dessus du griffon, c'est-à-dire de 2^m 40 plus élevée que le réservoir de 1761, et de 70 cent. plus basse que le bassin de 1820. Il en résulte que l'extrémité supérieure de cette colonne est *à 21 mètres 80 au dessus du niveau de la mer.*

Voilà quels ont été les divers captages effectués sur la source sulfureuse. Examinons maintenant qnel a été son débit à chacune de ses époques.

§ IV. Débit de chaque Captage

Débit de 1873

Si nous consultons les renseignements fournis par M. Genreau, relativement au captage fait en 1873, nous voyons qu'il s'est livré à une série d'expériences en vue de déterminer exactement le volume d'eau débité par la source à des niveaux différents.

Il résulte de ces expériences que son volume diminue à mesure que l'eau s'élève dans ce bassin. Plus haute est la colonne d'eau recueillie dans le bassin, plus forte est la pression qu'elle exerce sur le griffon. L'importance du débit est donc en raison inverse du poids de la masse d'eau contenue dans la masse ascensionnelle.

A la cote maxima, soit à 5^m78, le débit constaté est de 0^l 49 par seconde. Si nous y ajoutons les 0^l 57 centilitres que donne la fuite dans le même espace de temps (jaugeage de M. Genreau), le débit total est, à ce niveau, de 1^l 06 par seconde. C'est ce que débite la source, à la cote 5^m 70, dans les conditions qui la régissent aujourd'hui.

Débit de 1820

Ce débit est exactement pareil à celui que fournissait la source en 1820.

Nous avons vu, en effet, que le bassin de 5^m70 de hauteur, destiné à recueillir l'eau captée en 1820, contenait 36^{m3}. Or, M. Salaignac nous apprend *qu'il se remplissait en 57 minutes.* Il en ressort que le débit de la source en 1820 était, comme aujourd'hui, de 1^l 06 par seconde.

Débit de 1761

Reportons-nous maintenant au captage de 1761. Le niveau supérieur de la cuve construite à cette époque était à 2^m60 au dessus du griffon. Le débit constaté, pour ce niveau, par M. Genreau,. est de 2^l 16 par seconde. Si nous y ajoutons les 0^l 57 centilitres de la fuite, nous obtenons un débit total de 2^l 73. Or il est dit dans une lettre adressée le 23 mai 1810 par le sous-préfet de Bayonne au préfet du département que la source de Cambo possédait à cette époque un débit de cinq pieds cubes à la minute, ce qui équivaut à 2^l 85 à la seconde. Ces deux évaluations se rapprochent sensiblement; et il me semble, étant donné qu'en 1810 les moyens de jaugeage étaient imparfaits, sachant que le bassin de 1761, détérioré par le temps, pouvait recevoir l'eau d'infiltrations extérieures, il me semble, dis-je, que nous sommes autorisés à ne pas tenir compte de l'écart qui existe entre ces deux résultats.

Nous pouvons donc affirmer, preuves en mains, que le débit de l'eau sulfureuse de Cambo n'a pas varié depuis 1761 jusqu'à nos jours. Il en est de même pour sa température.

§ V. Thermalité

Le tableau suivant le prouve surabondamment :

En 1805, Le Beuf constate 22°   au griffon ;
En 1818, Thénard   —   22°5 et exceptionnellement 23° au bassin ;
En 1827, Salaignac —   22°5 ;
En 1862, Barbet   —   22°3 au griffon ;
En 1869, Genreau   —   21°8 à la buvette, 22°5 au griffon ;

II. IDENTITÉ DE L'EAU SULFUREUSE AU COURS DE CES DIVERS CAPTAGES

Il résulte de ce qui vient d'être dit que depuis le jour où pour la première fois elle a été étudiée, l'eau sulfureuse de Cambo n'a pas subi de modification. Est-il admissible, en effet, qu'elle ait pu être altérée, alors que son débit restait invariablement le même et que sa température, oscillant sans cesse entre 22 et 22°5, ne variait pas? Evidemment non. Telle est la conclusion formulée par M. Genreau dans son rapport de 1869, auquel nous avons puisé les renseignements relatifs au débit, au captage et à la température : « L'eau « sulfureuse de Cambo, dit-il, n'a subi aucune modification dans « sa nature. »

Et cependant, si nous passons en revue les diverses analyses qui en ont été faites au commencement de ce siècle et de nos jours, les premières ne concordent pas avec les autres.

M. Salaignac (1807), par exemple, signalait une quantité de soufre supérieure à celle qui a été accusée par M. Garrigou (1878) et par M. Wilm (1882).

Il ne faut pas trop s'en étonner. Dès 1869, M. Genreau relevait les erreurs qui avaient été commises par M. Salaignac. « Si, dit-il, « dans le remarquable numéro déjà cité, l'eau minérale ne donne « pas actuellement à l'analyse la proportion du soufre accusée par « M. Salaignac, cela tient seulement à ce que les opérations de ce « chimiste sont entachées, *en ce qui concerne ce dosage spécial,* « de nombreuses erreurs, erreurs parfaitement explicables, si l'on « tient compte de l'état de la science à cette époque » ; et il ajoute : « Il suffit de jeter un coup d'œil sur les opérations de M. Salaignac « pour constater que la quantité de soufre accusée par lui se trou- « vait être supérieure à la réalité. »

M. Genreau ne fait plus les mêmes réserves quand à la détermination des principes salins de l'eau sulfureuse. M. Barbet, un chimiste de Bordeaux, avait émis en 1862 l'avis que la proportion des sels de l'eau thermale n'avait pas subi de changement appréciable depuis l'analyse de M. Salaignac. L'Ingénieur des Basses-Pyrénées, reconnaissant le bien fondé de cette opinion, la confirme. « Ici, dit-il, l'erreur n'était plus possible, car la détermination des « principes salins est très simple » et il puise dans l'énoncé de ce fait un nouvel argument pour prouver que la source est restée intacte.

Les analyses récentes qui ont été faites par M. Garrigou, chimiste distingué, actuellement professeur d'hydrologie à la Faculté de Toulouse, et par M. Wilm, ancien préparateur de M. Wurtz et professeur de Chimie à la Faculté des sciences de Nancy, sont toutes deux postérieures au dernier captage effectué sous la direction de M. Genreau et elles confirment l'attestation faite par cet ingénieur. De plus, grâce à ce captage, l'eau est redevenue pétillante.

« Il importe bien de noter, disait M. Genreau dans sa note du « 8 décembre 1874, que les travaux de captage exécutés à Cambo « en 1873-1874 ont mis en évidence l'existence de gaz libres conte- « nus dans l'eau minérale et dont on avait constaté la déperdition. « Au griffon, quand on procède à l'épuisement, ces gaz se déga-

« gent en bulles grosses et abondantes ; mais sous l'influence de
« la pression de la colonne d'ascension, ils entrent en dissolution
« et ils reparaissent, dans l'eau puisée à la buvette, sous forme de
« petites bulles très fines qui se montrent très nettement dès que
« l'eau a été reposée à l'air pendant quelques instants. »

Voici en quels termes le Dr Garrigou parle de ce fait :

« L'eau de Cambo, dit il, était autrefois pétillante, par suite de
« la solution d'une quantité considérable d'azote que la charge
« naturelle de la source maintenait constante ; une réparation
« malencontreuse faite au captage de 1820 abaissa le niveau de
« cette source dont l'eau ne présenta plus le caractère gazeux et
« devint difficile à digérer. Pour réparer le mal il fallut rétablir
« l'état primitif de la colonne ascendante. On y parvint, mais avec
« difficulté, et en perdant une partie de l'eau. Celle qui put monter
« dans la colonne d'ascension redevint pétillante et facile à digérer
« comme l'était la source primitive. »

En un mot, grâce au captage de M. Genreau, l'eau sulfureuse de
Cambo est exactement pareille à celle que la source débitait en
1820.

Les allégations malveillantes que la foule crédule avait acceptées
sans les approfondir, bien qu'elles n'eussent pas résisté à l'examen
le plus superficiel d'un esprit impartial, furent ainsi réfutées.

Les travaux de M. Genreau eurent pour effet de mettre une
sourdine à la dénigration systématique dont la station de Cambo
était l'objet.

Elle a pourtant cours encore, bien que plus discrète, plus timide.

Il faut y mettre un terme. Ces accusations tombent devant les
faits; il y aurait désormais déloyauté à les reproduire.

C'est pour atteindre ce résultat que j'ai repris l'étude historique
de la source sulfureuse et que je suis entré dans les minutieux
détails du captage de 1873.

Le lecteur comprendra que ce devoir m'était imposé et me par-
donnera d'avoir été si long.

III. ÉTABLISSEMENT THERMAL ACTUEL

En même temps que le captage était renouvelé, la commune prenait des dispositions en vue de procéder à la reconstruction de l'Établissement. M. Lévy, architecte du département, fut chargé d'en dresser les plans, qui ont été exécutés partie par la commune en 1875 et 1876, partie par la Société Teillery et Cie en 1883.

Composé de quatre pavillons élégants de 9^m de côté chacun, reliés entre eux par des bâtiments rectangulaires de 15 mètres de longueur, cet Établissement a la forme d'un quadrilatère régulier de 33 mètres sur chaque face ; la superficie bâtie est donc de 1.000 mètres carrés environ.

Les pavillons de 13 mètres d'élévation, avec leurs grandes ouvertures surmontées d'un couronnement, leurs bandeaux, leurs entablements tout ornés de moulures, produisent le plus heureux effet ; les bâtiments qui les relient sont également remarquables par l'élégance de leurs formes et les détails de leur architecture.

Parmi ces bâtiments, celui qui est situé du côté de l'O., à l'entrée, sur la route départementale, est percé de sept ouvertures, dont une porte et six croisées géminées, avec meneaux, appuis, linteaux et moulures, couronnés d'une rangée d'archivoltes du plus bel aspect ; au centre, et dominant le tout, un motif gracieux avec pilastres, reçoit le cadran de l'horloge.

Sur la façade N. qui regarde la *Nive*, on a utilisé le mur à arceaux qui formait la façade principale de l'ancien établissement en l'exhaussant d'un attique de deux mètres de hauteur.

Si de l'extérieur on passe à l'intérieur, on voit que la nouvelle construction est parfaitement appropriée aux besoins de sa destination et que son aménagement ne laisse rien à désirer.

Le rez-de-chaussée, qui contient toute l'installation balnéaire, a une hauteur de 5 mètres ; des couloirs spacieux (ils ont plus de deux mètres de largeur) le traversent dans tous les sens ; il est éclairé et aéré par plus de soixante ouvertures de grandes dimensions.

Dans les pavillons du N. se trouvent les salons de lecture et de fête et, au-dessus, la salle de billard et quelques logements.

Dans celui du S.-O., on rencontre la salle d'hydrothérapie ; elle est munie d'une piscine centrale et contient sur le pourtour tous les appareils de douche usités : douches en jets, lances et arrosoirs de divers calibres ; douches en pluie, en colonne, en lame, en cercle ; dans une petite salle contiguë est placé le bain de siège muni d'appareils pour douches vaginale, utérine, rectale, périnéale, abdominale et lombaire. Les douches peuvent être administrées à toute température depuis 12° et à une pression de 8 à 10 mètres.

Les salles pour bains de vapeur avec lits de repos et de massage, le fauteuil pour douches ascendantes, les cabines pour bains de pieds à eau courante, et les salles d'inhalation et de pulvérisation sont situés dans le pavillon S.-E.

Quant aux bâtiments qui relient entre eux les pavillons sur les façades O. et E., ils renferment vingt-six cabines de bain. Celles de l'O. sont précédées d'un vestibule qui sert de cabinet de toilette; toutes les baignoires sont en fonte émaillée.

Dans le rectangle N. que regarde la *Nive*, existe un vaste promenoir de 100 mètres carrés de surface sur 7m50 d'élévation. Au centre de ce promenoir est la buvette, où l'eau minérale arrive directement du griffon après avoir parcouru un trajet en hauteur de 4m50.

L'un de ses angles est aménagé pour les gargarismes. Sous le sol dallé en pierres de Bidache, est placé le bassin collecteur destiné à l'alimentation des Thermes. Ce vaste promenoir communique par trois escaliers avec les autres parties de l'Établissement.

Tout le matériel d'exploitation, machine à vapeur, pompe, fourneaux, les deux cuves, se trouvent dans le rectangle parallèle, situé au S. L'eau des bains, des douches, etc., est chauffée au moyen de la vapeur, qui, conduite par un serpentin, enveloppe le fond et le pourtour de l'une de ces cuves. Les deux cuves sont hermétiquement closes.

Une piscine de 100 mètres carrés de surface et de 1m20 de profondeur occupe la partie S. du centre de l'Établissement. Elle est alimentée par l'eau sulfureuse qui, conduite directement de la colonne ascendante au bassin par un canal de calibre moyen, se renouvelle sans cesse. C'est enfin dans la partie N. de cette même partie centrale que sont disposés les bureaux, les salles d'attente et la lingerie.

De tout ce qui constitue l'Établissement actuel, tel que je viens de le décrire, seuls, les deux pavillons de l'O., les bâtiments qui les relient sur la façade principale, la galerie du promenoir et de la buvette faisant face à la *Nive,* et le bâtiment situé au S., dans lequel sont installées les machines, avaient été construits par la commune en 1875 ; ils renfermaient quinze cabines de bains, la salle d'hydrothérapie et un cabinet de lecture.

La commune s'étant décidée et ayant été autorisée à vendre sa propriété de l'Établissement, la Société Teillery et Cie en fit l'acquisition en 1883, et se mit immédiatement à l'œuvre pour l'achever, conformément aux plans qui avaient été dressés par l'architecte Lévy, sous le contrôle de l'ingénieur en chef du Département, M. Conte-Grandchamp. C'est cette Société qui y a installé les cabines supplémentaires, la piscine, les bains de vapeur, les salles d'inhalation et de pulvérisation, les grands salons, la salle de billard, etc. C'est elle encore qui a conduit à l'Établissement une eau naturelle froide (12°) captée dans la montagne, utile innovation qui nous permet de donner des bains d'eau douce dans des cabines spécialement affectées à cet usage et d'administrer des douches à une température plus froide et à plus forte pression.

Par suite de ces améliorations, l'outillage de l'Établissement thermal de Cambo est complet, son installation irréprochable et, nous sommes heureux de le proclamer, MM. Teillery frères, désireux de veiller au bon renom de la Station, s'empressent d'y réaliser, au fur et à mesure qu'ils leur sont signalés, tous les perfectionnements que comportent les progrès incessants de la science hydrothérapique et hydrothermale.

IV. ÉTUDE DE L'EAU SULFUREUSE

§ I. ANALYSE

En fait d'analyse, je ne transcris ici que celle fournie par M. Wilm en 1882. Les autres ont été publiées, soit dans la brochure de M. le Docteur Delissalde, soit dans la notice de M. Dotézac. L'analyse de M. Wilm a d'ailleurs un caractère officiel qui lui donne une valeur spéciale. Elle est l'œuvre d'un chimiste délégué par le Comité consultatif d'hygiène publique pour réviser toutes les analyses des eaux Pyrénéennes. Voici les résultats obtenus par lui :

Acide carbonique des bicarbonates	0ᵍ 1031
Hydrogène sulfuré	0 0023
Carbonate de calcium	0 1172
Carbonate de magnésium	traces.
Carbonate de fer et manganèse	0 0010
Silicate de calcium	0 0338
Silicate de sodium	0 0022
Hyposulfite de calcium	0 0019
Sulfate de calcium	1 5791
Sulfate de magnésie	0 5447
Chlorure de sodium	0 0610
» de magnésium	0 0061
» de potassium	0 0095
» de lithium	traces.
Phosphates	—
Arsenic	—
Cuivre	—
Matières organiques et pertes	0 0112

§ II. ASPECT PHYSIQUE

C'est une eau alcaline, protothermale (22°), limpide, onctueuse au toucher, et répandant une forte odeur d'œufs couvés. Renfermée en grande masse dans un bassin (piscine), elle prend une teinte bleue.

Elle dépose sur son parcours un enduit gris jaunâtre mélangé de soufre, de carbonate calcaire et une substance épaisse de couleur noire, formée de sulfuraire, de glairine, de soufre, de carbonate de chaux et d'hydrogène sulfuré.

On doit, sans nul doute, attribuer à la présence de la glairine, de la sulfuraire et des silicates, la propriété que possède cette eau de laisser à la peau une onctuosité particulière.

Je ne parlerai ici ni de son mode de formation, ni de la nature des terrains qu'elle traverse en lui empruntant la minéralisation qui la caractérise, mais je tiens à formuler quelques réflexions sur sa constitution chimique.

§ III. Considérations sur la nature de l'eau sulfureuse de Cambo

La plupart des auteurs qui ont traité des eaux minérales de France ont rangé l'eau thermale de Cambo dans la classe des sulfurées calciques, et ceux qui puisent dans les ouvrages spéciaux leurs connaissances sur la matière se contentent en général de comparer leur degré de sulfuration à celui que l'on attribue aux autres sources sulfureuses des Pyrénées.

Bien peu poussent plus loin leurs investigations et cherchent, par un examen attentif et comparé des analyses chimiques, à se rendre compte des caractères essentiels qui les différencient entre elles; on ne se demande pas si ces eaux possèdent le même type de sulfuration; on ne remarque même pas combien sont dissemblables, et par leur nombre et par leur quantité, les éléments constitutifs de ces diverses sources.

On range habituellement, avons-nous dit, l'eau de Cambo dans la classe des sulfures calciques.

C'est qu'elle contient effectivement du sulfure de calcium. Mais ce corps est-il bien l'élément caractéristique de l'eau de Cambo? Y apparaît-il même comme un élément fixe? N'est-il pas plutôt le produit passager du dédoublement des sulfates qui forment la base de sa constitution dans leur transformation en hydrogène sulfuré?

Il serait peut-être plus sage d'envisager la question sous cet aspect et plus exact de dire que l'eau de Cambo est une eau sulfhydriquée. La quantité d'hydrogène sulfuré dégagée par elle (0.0023 par litre) est même assez importante pour la placer en bon rang parmi les eaux sulfhydriquées des Pyrénées. C'est un point à retenir.

Elle diffère donc de la plupart des eaux sulfurées Pyrénéennes, par la nature même de sa sulfuration. Voyons combien elle s'en écarte par sa constitution chimique.

Deux fois moins sulfurée que la plupart de ces sources, elle possède néanmoins une minéralisation *dix* fois plus abondante. Il suffira de jeter un coup d'œil sur le tableau suivant pour s'en rendre compte.

	SOURCES	Minéralisation	Sulfuration
Amélie-les-Bains.	Grand-Escadadon.....	0 3170	0.0120
La Bassère	"	0.1813	0.0464
Barèges.....	Lambour.......	0 2957	0 0408
»	Entrée	8.2654	0 0342
Barzun	"	0.2713	0.0291
Eaux-Bonnes.	Source-Vieille.	0.5760	0.02à4
Cauterets..	César....	0.2672	0.0231
"	La Raillère	0 2521	0 0169
»	Maubourguet.... ...	0.2621	0 0105
»	Les Œufs.	0.2685	0 0149
»	Petit-Saint-Sauveur....	0.1635	0.0130
Luchon...	Grotte supérieure	0 2557	0.0165
"	La Reine	0.2671	0 0567
»	Blanche.	0.2529	0 0368
Saint-Sauveur	Des Dames	0 2500	0 0218
"	Hontalade	0 2562	0.0199
Cambo	Saint-Jean	2 8265	0 0019

Le sulfate de chaux et de magnésie forment la base la plus importante de cette minéralisation. Ces sels contribuent à la rendre alcaline; on y trouve encore des chlorures, des silicates, qui concourent au même résultat. M. Wilm y a décelé la présence de la lithine. Elle contient aussi du fer, du manganèse, du cuivre, des traces de phosphate et d'arsenic.

Elle se rapproche donc davantage par sa constitution chimique des eaux sulfatées calciques et magnésiennes, telles que celles de Contrexeville, de Vittel, de Bagnères-de-Bigorre (Salut, Reine, Prés), et de Capvern (Hount-Caoute). Leur seul caractère distinctif consiste en ce que ces eaux ne dégagent pas, habituellement du moins, d'hydrogène sulfuré.

Une autre condition contribue à déterminer la supériorité de l'eau de Cambo sur celles de Vittel, Bagnères et Capvern, c'est qu'elle contient une proportion plus élevée d'acide carbonique et *d'azote* (Garrigou).

§ IV. Action physiologique

La présence en quantité notable de l'acide carbonique, et celle de l'azote font que l'eau thermale de Cambo se digère avec la plus grande facilité, malgré la richesse de sa minéralisation.

Quant à son action physiologique, elle doit être complexe comme sa constitution.

En boisson

Et de fait, prise en boisson, elle exerce, par son hydrogène sulfuré, une action élective sur les muqueuses, principalement sur celles des voies respiratoires et digestives et sur celles de la vessie, qu'elle excite et modifie à l'instar des sulfureuses. Pour l'expliquer, il suffit de rappeler que l'élimination de l'hydrogène sulfuré se fait par les poumons et les reins.

Par ailleurs, ses nombreux éléments salins lui confèrent des propriétés toniques et sédatives, reconstituantes et dépuratives.

Sous l'influence de cette eau saline et alcaline, l'estomac est excité, les follicules gastriques et intestinaux sécrètent plus abondamment; la tonicité du tube intestinal se réveille, le foie élabore plus activement, le rein élimine mieux. On voit, quand il en est fait usage, l'appétit reparaître et les échanges nutritifs redevenir normaux pendant que les déchets de la combustion sont régulièrement entraînés au dehors; en un mot, tous les phénomènes de la nutrition retrouvent leur intégrité.

En sorte qu'on peut dire de l'eau sulfureuse de Cambo qu'elle règle l'assimilation et la désassimilation.

Son action éliminatrice est singulièrement favorisée par les propriétés diurétiques et laxatives qui lui sont propres.

Son pouvoir diurétique est constant. Dès les premiers verres l'émission est notablement supérieure à celle de l'eau ingérée; elle entraîne, au début, mucosités, sables, graviers, petits calculs et acide urique en excès, puis devient limpide et transparente.

Quant à son effet laxatif, il se manifeste aussi le plus souvent dès le début du traitement; très rares sont les malades qui sont réfractaires à cette action. Il en est d'autres, par contre, chez qui elle se révèle avec des doses minimes. Il appartient au médecin de surveiller cette susceptibilité individuelle et d'agir avec prudence. En tout cas, l'effet laxatif se produit toujours sans provoquer ni irritation intestinale, ni douleurs.

Si je me suis permis d'insister sur cette double action de l'eau sulfureuse, c'est qu'elle offre une grande importance, et qu'elle me paraît ignorée du corps médical, bien qu'elle ait été signalée par tous ceux qui se sont occupés de Cambo.

Dès 1746, Bordeu nous dit que les eaux sulfureuses de Cambo « *contiennent un sel un peu vif* », et il se fonde, pour ce dire, sur ce qu' « *elles provoquent des déjections alvines* ». Il les croit utiles pour fortifier les solides, détruire les épaississements qui ne sont pas inflammatoires, *augmenter les secrétions de l'urine* et de la transpiration *et déboucher les canaux obstrués*.

Laborde (1766) conclut de ses recherches que « les deux sources « sulfureuses contiennent un soufre qui y est suspendu par un « vrai sel de Glauber. Il les regarde comme stimulantes, fondan- « tes, *singulièrement purgatives, diaphorétiques, diurétiques ;* il « les conseille aux tempéraments *mols* et dans le cas d'épaississe- « ment, pourvu qu'il n'y ait point d'inflammation.

Ne suffit-il pas de lire attentivement ces lignes pour se persua- der que l'eau de Cambo jouit à cette heure des mêmes propriétés que celles qui lui étaient attribuées en 1746? Et cette constatation n'est-elle pas un nouveau témoignage du fait que je me suis efforcé de mettre en lumière et que je crois avoir démontré, à savoir que l'eau sulfureuse de Cambo n'a pas subi de modifications au cours des divers travaux qui ont été exécutés sur la source?

Comment se produit cette action reconstituante et dépurative de l'eau sulfo-alcaline de Cambo? C'est sans doute par une stimula- tion générale exercée sur le système nerveux et la circulation ou plutôt sur la circulation par l'intermédiaire du grand sympathique.

N'oublions pas que le système nerveux « est le grand domina- teur, régulateur des actes vitaux », que « son action s'étend sur les fonctions nutritives. »

Par suite de cette stimulation, il y a augmentation de tension artérielle. De là sans doute les multiples effets que provoque l'usage de cette eau minérale : suractivité fonctionnelle de l'estomac, des intestins, du rein et du foie, de tous les organes qui concourent à la nutrition, soit qu'ils absorbent, soit qu'ils éliminent; de là, la déplétion du système veineux abdominal.

De tous ces organes il en est un dont le rôle offre une importance particulière. C'est le foie. A cause de sa riche vascularisation, c'est sur lui que va retentir particulièrement l'influence de cette stimulation; la formation de la bile, du glycose, de la graisse, de l'urée, sera plus active; l'arrêt et la destruction des substances toxiques, alcaloïdes ou autres, sera assurée; et par suite les fonctions d'assimilation, d'élimination et de développement de la chaleur animale seront rétablies.

En bains

Si l'on recherche quelle sera l'action de l'eau de Cambo administrée en bains, on sera amené à reconnaître que cette action sera bien différente suivant que l'on se baignera à la piscine ou dans une baignoire.

La piscine contient de l'eau minérale venue directement du griffon, sans qu'elle ait été altérée, ni par un séjour prolongé dans les réservoirs, ni par le chauffage. Le bain de piscine est donc froid et sulfureux, et par suite excitant.

Il n'en est pas de même de celui que l'on prend dans les baignoires. Ici l'eau thermale arrive désulfhydriquée. En sorte que les bains chauds de Cambo ne ressemblent en rien aux bains sulfureux de Barèges, de Luchon, etc., mais rappellent plutôt ceux de Bagnères-de-Bigorre et jouissent, comme ces derniers, de propriétés plutôt toniques qu'excitantes, et provoquent même à la longue une action *sédative* incontestable sur le système nerveux.

C'est, nous l'avons vu, à la présence de la glairine, de la barégine, des sulfuraires et des silicates, que l'on doit cette *onctuosité* qui caractérise le bain d'eau minérale à Cambo.

Ces bains agissent très heureusement sur la peau et la muqueuse utérine.

En applications locales diverses

Les douches pharyngiennes, auriculaires, nasales, et les inhalations se pratiquent aussi avec une eau désulfurée. Elles exercent en conséquence une action plus sédative qu'excitante et répondent à des indications différentes de celles qui sont attribuées aux eaux sulfureuses.

§ V. Indications générales et contre-indications

Indications générales

L'aperçu sommaire que nous venons de donner sur le rôle physiologique joué dans l'économie par l'eau sulfureuse, suffit à nous fournir les indications de son emploi.

Par suite de l'action élective qu'elle exerce sur les muqueuses, grâce à son hydrogène sulfuré, elle s'adressera, à l'instar des sulfureuses, aux *affections catarrhales chroniques* des voies respiratoires, digestives et urinaires.

L'action reconstituante et dépurative qui lui est commune avec les eaux bicarbonatées sodiques, les eaux sulfatées, les eaux salines et alcalines la désignera pour le traitement de l'*arthritisme* et de ses diverses manifestations, cutanées, articulaires et viscérales.

L'arthritisme est, en effet, un vice de nutrition qui consiste en un ralentissement des mutations nutritives et des mutations fonctionnelles ; et l'eau sulfureuse de Cambo tend à rendre ces mutations normales en activant la combustion et en favorisant l'élimination des déchets produits par les échanges nutritifs.

Peut-on employer indistinctement les eaux bicarbonatées-sodiques ou les eaux sulfatées-calciques dans le traitement de l'arthritisme? Assurément non. L'expérience est là pour nous dire que, comme Royat, Vittel et Aulus, Cambo conviendra plus particulièrement aux manifestations arthritiques développées sur un organisme débilité, tandis que les eaux bicarbonatées-sodiques de Vichy et d'ailleurs procureront des résultats plus appréciables dans les cas où ces manifestations apparaîtront chez des malades pléthoriques, ou à tendance congestive. Les unes tonifient, les autres dépriment.

C'est aussi pour cette raison que l'eau minérale de Cambo pourra être utilisée dans le traitement de la diathèse scrofuleuse.

Mais il existe une indication toute spéciale à cette eau ; c'est celle qui dérive et de son action élective sur les muqueuses et de son action générale sur la nutrition. De cette double action résulte, en effet, cette indication : *C'est que l'eau thermale de Cambo devra être spécialement recommandée toutes les fois qu'on se trouvera en présence de lésions catarrhales survenues chez un arthritique.*

Nous verrons tout à l'heure, dans le chapitre des « applications thérapeutiques », quelles sont les maladies qui répondent à ces indications.

Voyons maintenant s'il existe des contre-indications à l'emploi de cette eau.

Contre-indications

Tous les auteurs qui se sont occupés d'eaux médicinales naturelles sont d'accord pour déclarer qu'il ne faut pas, en principe, en faire usage — pourvu toutefois que l'eau minérale soit quelque peu active — dans les phases aiguës des maladies. Elles ne doivent être recommandées qu'à leur déclin, quand elles tendent à passer à la chronicité, ou quand elles sont devenues chroniques.

Cette règle s'applique à l'eau sulfureuse de Cambo. Nous la voyons formulée déjà dans les citations que nous avons reproduites plus haut (Bordeu-Laborde) ; nous la trouvons reproduite, depuis, dans tous les écrits qui concernent la station. C'est d'ailleurs une loi universellement adoptée. Inutile donc d'insister.

Il me paraît utile, en revanche, de mentionner le danger qu'offre son administration chez les malades prédisposés aux congestions.

J'en ai déjà dit un mot en parlant des indications des eaux sulfatées calciquées contre les manifestations morbides de la diathèse arthritique. Cette réserve s'étend à tous ceux qui sont sous la menace soit d'une hémorrhagie, soit d'une congestion des centres nerveux. Tels les arterioso-scléreux, quand leurs lésions sont très avancées. L'excitation générale produite par notre eau minérale pourrait en pareil cas produire les effets les plus funestes.

Ce second point ne demande pas davantage à être développé. Il suffit qu'il ait été signalé.

Mais il est une contre-indication sur laquelle je tiens à attirer l'attention du corps médical, c'est celle qui est fournie par *la tendance aux congestions pulmonaires actives*. Elle me paraît assez méconnue pour que je crois nécessaire de m'y arrêter.

La plupart de nos confrères se contentent de comparer la sulfuration de l'eau thermale de Cambo à celle des eaux sulfurées de la région ; ils la considèrent, en conséquence, comme une sulfureuse faible, partant peu active, pas dangereuse, et ils ne mettent pas suffisamment leurs malades en garde contre les puissants effets de l'hydrogène sulfuré.

Aussi qu'advient-il? Ces malades, point ou mal prévenus, absorbent, sans règle ni mesure, cette eau minérale, et, pour peu que l'état de leurs poumons les y prédispose, ils se mettent à cracher le sang.

Il m'est arrivé dans plusieurs circonstances, après l'avoir prescrite, non par verres, mais par cuillerées à soupe chez des tuberculeux aux poumons susceptibles, de voir apparaître des hémoptysies, malgré toutes les précautions dont j'entourais le traitement pour les éviter. Que de fois n'ai-je pas été contraint d'interrompre pour ce motif l'usage de l'eau en boisson!

L'action congestive de l'hydrogène sulfuré se manifesta d'une façon toute particulière dans l'exemple que je vais citer. Il s'agit d'une jeune fille, arrivée à la dernière période de la bacillose. Elle voulait absolument boire de l'eau sulfureuse. Vu les lésions de ses poumons, et vu son état fébrile, je m'y opposai. Mais, comme elle avait son pharynx malade, je crus pouvoir l'autoriser à se gargariser. Dès la première séance elle cracha le sang. Cinq jours plus tard elle voulut recommencer, l'hémophtysie se reproduisit. Elle tenta un troisième essai après quatre jours de repos; il fut suivi du même résultat.

Ces hémoptysies ne sont pas le plus souvent très abondantes. C'est incontestable. Mais il n'en est pas moins vrai que, dans quelques cas exceptionnels, ils peuvent offrir une gravité extrême.

C'est ainsi que se produisit, il y a de cela quatre ans, une mort foudroyante chez un étranger qui relevait d'une congestion pulmonaire. A peine entré en convalescence il se décide, et ce sans prendre avis de son médecin, à venir à Cambo; c'est que plusieurs années auparavant il s'y était débarrassé, par l'usage de l'eau sulfureuse, d'une bronchite rebelle. Se rappelant cette cure, il arrive à Cambo, et se rend, dès le soir même, à la buvette de l'Établissement, où il avale plusieurs verres d'eau sulfureuse. Une violente hémoptysie le surprenait dans la nuit suivante, et la pneumorrhagie fut si abondante que le médecin appelé à lui donner ses soins ne put que constater la mort.

Que conclure? Que nous avons sous la main un médicament actif et puissant, dont le maniement est délicat. *Qu'il doit être absolu-*

ment proscrit chez les malades qui présentent de la tendance aux congestions pulmonaires actives. Mais que, par contre, il sera d'une grande efficacité dans les cas où cette prédisposition n'existera pas.

§ VI. — APPLICATIONS THÉRAPEUTIQUES

1° *Affections catarrhales chroniques*

L'eau thermale de Cambo agit, avons-nous dit, par l'hydrogène sulfuré qu'elle dégage, à l'instar des eaux sulfureuses, surtout quand on en fait usage à la source même : elle modifie, après les avoir excitées, et guérit les muqueuses malades. Peut-être intervient-elle aussi comme agent microbicide ?

Quoi qu'il en soit, sulfhydriquée, elle produit de bons effets le traitement des affections catarrhales chroniques : le coryza, la rhinite, la laryngite, la bronchite, l'asthme, l'emphysème et les complications catarrhales de la tuberculose, pour les voies respiratoires ; l'angine, la pharyngite, la gastrite et les entérites pour les voies digestives ; la cystite et la métrite pour les voies génito-urinaires ; les otites externes ; elle manifeste encore son efficacité dans quelques maladies de la peau, dans l'eczéma notamment, ainsi que dans le psoriasis et l'urticaire.

Parmi ces affections, il en est plusieurs qui bénéficient particulièrement de l'usage de l'eau minérale de Cambo, *auxquelles s'adresse* PLUS SPÉCIALEMENT *cette eau ;* il s'agit de celles qui, développées chez les arthritiques, offrent soit par suite des circonstances qui les ont provoquées, soit à cause de la marche qu'elles suivent, un type assez caractérisé pour permettre de les considérer comme des manifestations de la diathèse arthritique. Elles méritent un examen plus approfondi. Mais l'étude de ces questions viendra mieux à sa place quand j'aurai fait entrevoir l'influence exercée par l'eau sulfo-alcaline sur la diathèse arthritique elle-même, influence qui ne me paraît pas avoir été suffisamment mise en lumière jusqu'à ce jour.

Quant aux autres, je ne m'y arrêterai pas. Les exemples cités par M. le D\r Délissalde, dans son *Étude sur Cambo,* et par M. le D\r Dotézac, dans sa *Notice,* et les faits que j'ai communiqués à la section d'Hydrologie du Congrès de Biarritz, suffisent amplement à justifier l'emploi de cette eau minérale dans le traitement des affections catarrhales chroniques qui viennent d'être énumérées; et à établir l'importance des résultats que son administration judicieuse entraîne.

Au surplus, le mode d'application et les effets curatifs des eaux sulfureuses, dans les cas qui nous occupent, sont trop connus pour que l'exposé de ces résultats puisse offrir grand intérêt.

Inutile donc de relater ici les observations que j'ai recueillies durant ces dernières années. Qu'il me soit permis seulement de faire remarquer que, si le nombre des succès obtenus a augmenté — et le fait est sans conteste, — cela tient aux perfectionnements apportés à l'outillage de l'Établissement thermal. Nul doute que l'installation des appareils de pulvérisation et de humage, et celle des bains de vapeurs n'aient contribué à assurer des guérisons durables là où on ne comptait autrefois que des améliorations passagères.

2° Manifestations morbides de l'arthritisme

L'aperçu sommaire de l'action physiologique exercée par l'eau thermale de Cambo sur la nutrition nous a permis de conclure à l'indication de son emploi dans le traitement des maladies produites par *ralentissement de la nutrition,* manifestations morbides d'une constitution viciée que l'on appelle communément diathèse arthritique. Le nom de diathèse *bradytrophique,* qui a été créé par M. le Dr Landouzy, rendrait mieux compte de la nature de ce trouble morbide.

Quelles sont les conséquences de cette disposition constitutionnelle, qu'elle soit innée, héréditaire ou acquise?

Dès qu'elle est établie, la nutrition se ralentit, et les combustions deviennent incomplètes. Dans ces conditions s'établit la discrasie urique par suite de l'accumulation des acides dans l'économie; l'obésité apparaît quand c'est la graisse qui est insuffisamment brûlée; la goutte et la gravelle sont les produits d'une élaboration incomplète des matières azotées; que cette insuffisance s'adresse au sucre, survient le diabète; qu'elle s'exerce sur la cholestérine, et la lithiate biliaire sera créée.

Telle est la théorie si captivante que nous devons à M. le Professeur Bouchard.

Elle explique la genèse de ce groupe de maladies qui constituent *une véritable famille morbide et témoignent de l'unité de la disposition pathologique qui les engendre.*

J'emprunte à ce maître éminent l'énumération des maladies appartenant à ce groupe et provoquées par un même trouble nutritif. Ce sont « l'eczéma, l'urticaire, les coryzas et les bronchites à « répétition, les migraines, les névralgies, les hémorrhoïdes, les « dyspepsies durables, la congestion du foie, les coliques hépati- « ques, la gravelle, le rhumatisme chronique, la goutte, l'asthme, « l'obésité, le diabète. »

La congestion rénale, la cystite, la métrite offrent aussi parfois un type particulier qui permet de rattacher leur développement et leur persistance au même processus.

Toutes ces maladies apparaissent, alternent ou coïncident chez les sujets atteints de la diathèse arthritique, manifestant ainsi leur affinité.

Cette conception, qui repose sur des données physiologiques sérieuses, permet de répondre au reproche, chaque jour entendu, contre l'application d'un même médicament au traitement d'affections multiples, et qui, de prime abord, n'offrent ou plutôt ne paraissent offrir entre elles aucune relation.

Ce reproche est couramment formulé à l'égard des eaux minérales. Placé dans la bouche du public, il n'a rien que de naturel; comment celui-ci connaîtrait-il les liens de parenté qui unissent, les unes aux autres, diverses maladies? Mais, en revanche, il y a lieu de s'étonner quand il est exprimé par des membres — et quelquefois les plus distingués — du corps médical.

Serait-il donc surprenant de voir la même médication produire des résultats favorables dans des affections qui, pour offrir des physionomies disparates, ne procèdent pas moins pour cela d'une tare unique? Serait-il extraordinaire de prétendre qu'un médicament, qui tend et aboutit à la réparation d'un vice constitutionnel, peut opérer la guérison de plusieurs maladies dont la cause première réside dans ce vice même? Que deviendrait alors le vieil adage : *Sublata causa, tollitur effectus?*

Les lésions produites par le bacille de Koch sont bien différentes suivant la région qu'elles occupent, suivant les milieux où le bacille se développe : et cependant celui-ci est toujours le même. Le traitement de la tuberculose, quelles que soient ses manifestations, n'a-t-il pas toujours pour but la destruction du bacille, soit directement, quand la chose est possible, soit en fournissant à l'organisme le moyen de se défendre contre son envahissement et de lutter contre l'influence nocive de ses toxines, c'est-à-dire des poisons sécrétés par lui? Modifier le terrain en tonifiant l'organisme, telle n'est-elle pas, en pareil cas, la préoccupation constante du médecin, quand il ne lui est pas permis d'atteindre directement le bacille? Pourquoi n'agirait-il pas de même en présence des divers états morbides liés à l'arthritisme? Pourquoi, du moment où il est démontré que certaines eaux minérales — quelquefois grâce à une action locale, le plus souvent en imprimant une impulsion régénératrice à l'économie — modifient heureusement le trouble nutritif qui a engendré ces états morbides, pourquoi, dis-je, ne pas les prescrire dans les diverses maladies qui en dépendent?

Il faut reconnaître que le langage auquel j'ai fait allusion et le scepticisme professé par quelques-uns de nos confrères en ce qui concerne les eaux minérales ne reposent sur aucune base sérieuse.

Bien au contraire, grâce aux nombreux travaux publiés par les médecins de villes d'eaux, l'efficacité des eaux bicarbonatées sodiques et sulfatées calciques contre les manifestations morbides de l'arthritisme ne saurait plus être contestée. Il est même établi que les unes, dont les eaux de Vichy sont le type, produisent leurs meilleurs effets chez les arthritiques pléthoriques, tandis que les sulfatées s'adressent plus utilement aux débilités et aux neuro-arthritiques *(action toni-sédative du bain)*.

C'est à cette dernière classe qu'appartient l'eau sulfo-saline de Cambo : reconstituante, elle favorise l'assimilation; diurétique et laxative, elle facilite la désassimilation. L'hydrothérapie et la balnéation, en agissant sur le système nerveux central par l'intermédiaire des nerfs périphériques, en stimulant la circulation et en assurant le bon fonctionnement de la peau, contribuent puissamment à accélérer et à régler la nutrition.

Nous allons voir que les données de la pratique viennent confirmer ce que cet aperçu théorique nous mettait en droit de pressentir.

Obésité

Pour l'obésité, par exemple, l'eau sulfureuse prise en boisson m'a

4

paru seconder le traitement hydrothérapique formulé concurremment avec un régime approprié. Mais c'est surtout chez les obèses lymphatiques ou nerveux que j'ai constaté les meilleurs résultats.

Goutte

On retire aussi de bons effets de son emploi dans la goutte ; mais il ne faut la recommander que loin des crises et alors que rien n'en fait présager le retour. Chez un malade, arrivé dans ces conditions à Cambo, le traitement rappela les fluxions articulaires, tandis que chez d'autres il a été suivi d'une longue accalmie. Il consiste en bains chauds prolongés, en douches tièdes ou chaudes, et en absorption de quelques verres d'eau — quatre à huit par jour — pendant une série de jours.

Rhumatisme chronique et névralgies

Le même traitement — sous les mêmes réserves — est appliqué avec un succès égal au rhumatisme chronique et aux névralgies d'origine arthritique. Les résultats obtenus sont encourageants. Mais, vu la vogue légitime et la spécialisation des boues de Dax dans la cure de ces affections, le nombre des cas observés à Cambo n'est pas bien considérable. Je tiens cependant à signaler, en passant, l'observation toute récente d'un homme âgé de quarante ans et atteint de sciatique rebelle. Il s'agissait, dans l'espèce, d'une névrite rhumatismale. Tous les traitements, y compris celui qui avait été dirigé par un de nos confrères à Dax, avaient échoué. Des bains prolongés pendant une et deux heures, pris avec l'eau minérale de Cambo, dans notre Établissement, finirent par avoir raison des persistantes et vives douleurs de ce malade; puis disparut à son tour, grâce aux douches et à l'électricité, l'atrophie qui en avait été la conséquence.

Diabète

En ce qui concerne le diabète, j'ai la conviction — bien qu'elle soit bâtie sur un nombre de faits restreints encore — que l'eau sulfo-alcaline de Cambo est un agent très utile dans le traitement de cette affection, surtout quand elle dérive d'un trouble nutritif et constitutionnel.

L'exemple suivant dira comment cette opinion s'est fait jour en mon esprit.

Ayant été appelé en Espagne près d'un malade, en 1886, je me trouvai en présence d'un paysan de haute taille, qui avait dû être très vigoureux. C'était un montagnard à peine âgé de trente ans. Il était très amaigri et complètement anémié. Je n'eus aucune peine à reconnaître la cause des ravages dont j'étais le témoin : le diabète sucré en était le seul auteur. Il en était atteint depuis plusieurs années déjà, et, suivant *à la lettre* les conseils de son docteur qui lui avait recommandé de se priver de pain et de légumes farineux, il avait imprimé un coup de fouet à la maladie en remplaçant ces aliments par la méture — pain de maïs usité dans la contrée — et par des marrons. L'état cachectique de ce diabétique était la conséquence de ce régime ultra-favorable au développement de son affection.

Je l'engageai à venir à Cambo, espérant que l'hydrothérapie relèverait ses forces. Il suivit mon conseil.

Au moment de son arrivée, ce malade émettait dix litres d'urine par jour, et chaque litre contenait 78 grammes de glucose. Au bout de huit jours, avec le régime des douches froides et quatre verres d'eau sulfureuse pris en dehors des repas, — sa boisson aux repas consistait en eau ferrugineuse et vin rouge, — j'eus la satisfaction de voir la quantité d'urine émise en 24 heures descendre à cinq litres, en même temps que l'analyse ne révélait plus que 35 grammes de glucose par litre. Après vingt jours de ce traitement, les urines étaient tombées à 2 litres et demi par jour, avec 18 grammes de glucose par litre.

Malheureusement, l'état général ne s'était guère amendé, et quand il fut obligé de partir, je ne conservais — malgré le résultat acquis — aucune illusion sur l'issue de la maladie, d'autant plus que mon malade, découragé, ne me promettait pas de suivre les règles hygiéniques prescrites. Comment l'eût-il fait d'ailleurs, perché qu'il était sur le flanc d'une montagne et à trois heures de tout centre d'alimentation? Je ne fus donc pas étonné d'apprendre que, nonobstant cette amélioration qui s'était un instant maintenue, son état avait empiré et qu'il avait fini par succomber six mois après son séjour à Cambo.

Ce résultat avait toutefois attiré mon attention, et ayant, par la suite, rencontré dans ma clientèle locale deux diabétiques, j'ai constaté à nouveau que l'eau sulfureuse de Cambo était un utile

adjuvant du traitement diététique et hydrothérapique de la glyco-
surie.

Congestion rénale. Albuminurie

A l'égard de son utilité dans les congestions rénales, mes observations sont aussi très limitées. J'en dirai quelques mots cependant
parce qu'elles me paraissent concluantes.

C'est chez un homme atteint de néphrite chronique, de cette
forme qu'on aurait désignée autrefois sous le nom de *néphrite épi-
théliale* à forme congestive, que j'ai expérimenté pour la première
fois la médication par cette eau minérale, encouragé dans cette
voie par les résultats obtenus et publiés par des confrères exerçant
dans des stations possédant des ressources similaires et dont le dire
pouvait faire autorité. J'avais affaire à un rhumatisant, qui, dans
sa jeunesse, avait été sujet à des poussées d'eczéma. Cette coïnci-
dence n'était pas de nature à me faire hésiter. A l'examen des
urines, on trouvait 2 grammes d'albumine par litre avant le traitement thermal; dans les divers dosages effectués au cours du traitement et à huit jours d'intervalle, l'albumine tomba progressivement
à 0 gr. 75 puis à 0 gr. 50, pour arriver à 0 gr. 25, chiffre relevé au
moment de son départ après une cure de vingt-cinq jours.

Séduit par ce résultat, j'ai fait prendre depuis la même eau à
deux malades atteints de congestion rénale — à frigore dans un
cas, consécutive à une grossesse dans l'autre — chez lesquels la
persistance de l'albumine devenait inquiétante. Le succès dans ces
deux cas fut complet. Chez le premier l'albumine reparut, il est vrai,
l'année suivante, à la suite d'un nouveau refroidissement; le même
traitement amena sa prompte disparition et la guérison complète
de la néphrite, car jamais depuis cette époque le malade n'a offert
le moindre signe de *brightisme*.

Gravelle

Quant aux résultats obtenus dans la gravelle, qui est une des
manifestations les plus communes de l'arthritisme, ils ont été plus
nombreux et ils démontrent l'efficacité absolue de l'eau de Cambo
appliquée à son traitement.

Comment pourrait-il en être autrement? Les eaux sulfatées calciques n'exercent-elles pas une action presque spécifique sur le rein,

entraînant tout à la fois une notable augmentation de la sécrétion urinaire et des déchets de la nutrition? Il suffit, pour s'en rendre compte, de jeter un coup d'œil sur les observations publiées par les médecins de Contrexeville, de Vittel, de Capvern, etc. On a été même jusqu'à dire qu'elles dissolvaient ou désagrégaient les dépôts uratiques. Je ne vais pas jusqu'à affirmer l'exactitude de cette hypothèse. Mais il est de règle, et le fait a été signalé non seulement auprès des stations pourvues d'eaux sulfatées calciques, mais aussi près des sources simplement sulfureuses et ne contenant que très peu de matières salines — Cauterets entre autres —, il est de règle, dis-je, que l'usage de ces eaux provoque l'élimination presque immédiate de sables chez les graveleux, et permet même de découvrir, chez les malades envoyés dans ces stations pour d'autres manifestations arthritiques, l'existence d'une gravelle latente et méconnue.

L'eau sulfo-alcaline et saline de Cambo, appartenant à cette classe d'eaux minérales, doit nécessairement jouir des mêmes propriétés. Et, de fait, nous avons vu déjà que l'ingestion des premiers verres de cette eau provoque une décharge de sables et de graviers, — dans ce dernier cas, la décharge est accompagnée de paroxysme dans les douleurs rénales et quelquefois même de légères coliques néphrétiques — que bientôt — habituellement du quatrième au sixième jour — les urines deviennent claires et limpides, et que le malade éprouve dès lors une sensation de bien-être.

Ce mode d'action n'est-il pas exactement le même que celui des autres sources sulfatées? Il y a longtemps que ces effets de notre eau minérale sont connus, longtemps que celle-ci est appliquée au traitement de la gravelle, et les résultats publiés jusqu'à ce jour suffiraient amplement à attester leur efficacité. Il me paraît utile cependant de revenir sur une indication qui me paraît admise pour les eaux similaires, et presque ignorée en ce qui concerne l'eau de Cambo.

Voici de nouveaux faits qui permettront d'établir à nouveau l'heureuse influence qu'elle exerce sur la gravelle.

M. O., de l'île de Cuba, était venu, en mai 1891, rejoindre sa famille, qui pour quelque temps avait fixé sa résidence à Cambo. Il était graveleux. Son médecin de la Havane lui avait conseillé de se rendre en juillet à Vichy. Instruit par une notice des heureux effets de l'eau sulfureuse de Cambo dans cette affection, M. O. vint me consulter. Il avait deux mois devant lui et pensait qu'il ne saurait mieux employer son temps qu'à se débarrasser de ses misères. Il me raconta qu'après avoir été dyspeptique pendant plusieurs années, il souffrait maintenant de ses reins, par crises qui devenaient de plus en plus fréquentes et qui coïncidaient avec l'apparition de sables dans ses urines. Je l'engageai fortement à tenter une cure. S'étant décidé, il prit, sur ma prescription, deux verres d'eau minérale à jeun, un troisième verre à onze heures et des bains tempérés de trente minutes. Au début les douleurs augmentèrent; les urines, quoique plus abondantes, devinrent plus sédimenteuses; dès le deuxième jour elles étaient chargées de sables : mais à partir du quatrième jour elles reprenaient leur transparence, et M. O., grâce à ce traitement et à des douches générales tempérées de deux minutes qui lui furent administrées depuis le huitième jour, se trouva définitivement guéri. Ni cette année là, ni pendant les années suivantes, il n'éprouva plus de fatigue lombaire, bien qu'il eût renoncé à son voyage de Vichy.

Un de nos confrères et maîtres avait l'habitude d'aller faire une saison à Capvern pour y soigner la même affection. Les circonstances l'ayant, en 1892, amené à Cambo, il y entreprit une cure qui produisit des effets analogues à ceux qu'il avait retirés dans la première station. Depuis cette époque, nous avions eu la satisfaction de le revoir à diverses reprises à Cambo, où, chaque fois, il a retiré de son traitement les bénéfices que nous lui avions prédits. Nous nous y croyions autorisés, parce que nous avons eu, avant cette époque, l'occasion de donner des soins à M. l'abbé L., des Landes, qui avait délaissé Capvern pour Cambo, après avoir constaté que les résultats obtenus par l'ingestion de l'eau sulfo-alcaline de Cambo étaient, chez lui, plus durables.

Un de nos amis, pharmacien dans le département, éprouve quelquefois une sensation pénible de pesanteur dans la région rénale : presque toujours du ténesme vésical vient compliquer les douleurs lombaires. Quelques verres de notre eau pris pendant plusieurs jours consécutifs amènent infailliblement une décharge de sables uriques et le soulagent rapidement et de la tension rénale et du ténesme vésical.

Si quelques auteurs ont cru pouvoir affirmer que les eaux sulfatées calciques avaient la propriété de dissoudre les calculs, d'autres ne consentent à leur reconnaître qu'une action spoliatrice, et ils l'attribuent exclusivement à ce qu'on les prend à doses massives ; elles produiraient ainsi une espèce de lixiviation des reins. Je ne saurais trop m'élever contre cette dernière interprétation en ce qui concerne l'eau sulfo-alcaline de Cambo. Il suffit, en effet, souvent de faibles quantités de cette eau pour déterminer l'expulsion de sables uriques. Ne savons-nous pas d'ailleurs que l'état graveleux se manifeste par l'apparition de ce sable chez des malades qui se rendent auprès des sources sulfurées, comme à Cauterets, pour y traiter des maladies des voies respiratoires, alors que les doses d'eau minérale absorbées sont minimes (200 à 300 gr. par jour)?

L'eau de Cambo, moins sulfurée, s'administre, il est vrai, à doses plus élevées ; mais habituellement on ne dépasse pas au début du traitement la quantité de 500 à 600 grammes dans les vingt-quatre heures. Or cette dose suffit à produire la décharge urique. C'est, en effet, rappelons-le, au début même de la cure qu'elle apparaît.

La méthode du lavage rénal à grande eau se conçoit avec des eaux à peine minéralisées ou d'une minéralisation indifférente comme celle d'Evian ; elle se pratique dans notre région sur la montagne d'Ahuzki, avec une eau froide, dépourvue presque totalement de matières salines ou minérales, une eau excessivement légère. Les buveurs y avalent des quantités d'eau incroyables : dix, quinze, vingt, trente, jusqu'à... soixante verres par jour. Il en est que ces libations immodérées améliorent : cette eau est à peine absorbée qu'elle est rendue. Mais il faut bien reconnaître que ce mode de traitement n'est pas sans danger. Il soumet l'estomac et surtout le rein à un travail excessif et risque de congestionner ces organes. L'eau de Cambo ne s'élimine pas aussi vite ; elle est cependant d'une digestion facile. Mais ce qui la différencie de ces eaux, c'est qu'elle fait émettre une quantité d'urine supérieure à celle de l'eau absorbée, et provoque presque immédiatement, je ne sais par quel mécanisme ou par l'intermédiaire de quel agent, l'élimination des sels uriques. En outre, loin d'affaiblir l'estomac, elle tend à le tonifier, comme nous le verrons plus loin.

En résumé, la méthode suivie à Cambo n'est pas une méthode de lixiviation rénale ; elle lui est de beaucoup supérieure.

Maladies du foie

Voyons maintenant comment se comporte l'eau sulfureuse de Cambo dans les maladies du foie.

Le foie est de tous les organes qui président à la nutrition celui qui joue le rôle le plus considérable. Il suffit, pour s'en assurer, de se se rappeler ses multiples et importantes fonctions : formation de la bile, de la graisse, du sucre et de l'urée? (Brouardel); destruction des hématies et des substances toxiques : alcaloïdes provenant des fermentations putrides de l'intestin, alcaloïdes végétaux, acides biliaires et matières colorantes de la bile que la digestion intestinale n'a pas utilisés ou détruits, et toxines.

Les troubles de nutrition observés chez les arthritiques ont-ils pour cause l'état morbide de cet organe, déterminé soit par le surmenage auquel il aura été soumis — surmenage suivi d'insuffisance fonctionnelle, — soit par les modifications qu'y aura apportées la pénétration d'agents infectieux ou toxiques, modifications qui entraînent aussi l'insuffisance hépatique? Ou bien les maladies du foie sont-elles la résultante du ralentissement diathésique de la nutrition, et des perturbations humorales qui en sont la conséquence? En d'autres termes, l'état morbide du foie est-il la cause ou l'effet de la diathèse bradytrophique?

La question, posée depuis quelque temps déjà, n'est pas résolue. Une certaine école tendrait à attribuer au foie le rôle primordial. Il ne m'appartient pas de dire si elle a tort ou raison.

Mais s'il était avéré que les lésions du foie sont la cause de tous les troubles nutritifs et de leurs conséquences morbides, ne serait-on pas en droit de se demander si les eaux minérales, qui parviennent à corriger ces troubles, n'atteignent pas ce résultat grâce à l'action élective qu'elles exercent sur le foie soit directement, soit indirectement, par l'intermédiaire du système nerveux?

La torpeur, l'état congestif passager et l'engorgement chronique du foie sont les premières atteintes qui frappent cet organe, les lésions que l'on rencontre le plus fréquemment dans la pratique médicale.

L'eau sulfo-alcaline de Cambo réussit à les amender. Elle tonifie l'organe lui-même et relève son activité fonctionnelle; par ailleurs, elle favorise la destruction ou l'élimination des substances toxiques, produits d'une digestion incomplète ou viciée. N'oublions pas, en effet, qu'alcaline, elle modifie l'acidité exagérée des fermentations digestives; que saline, elle jouit des propriétés laxatives et diurétiques, c'est-à-dire favorise l'expulsion des déchets organiques; en sorte que la veine-porte n'apporte plus au foie la même quantité de matériaux nuisibles à élaborer.

Et ce n'est pas seulement, dans les lésions hépatiques d'origine arthritique que l'on constate l'heureuse influence de son administration. Elle améliore aussi sûrement l'état congestif provoqué par les agents infectieux, par l'impaludisme, par les excès de table et par l'alcoolisme.

Je pourrais, si je ne craignais pas d'être trop long, citer des exemples nombreux : les uns concernant des congestions simples à frigore ou d'origine infectieuse, les autres se rapportant à des engorgements survenus chez de gros mangeurs ou des alcooliques. Que la congestion fût un phénomène isolé ou accompagnée de troubles dyspeptiques, le traitement par l'eau sulfatée de Cambo a toujours été suivi sinon de la disparition complète, du moins d'une notable amélioration des symptômes.

Congestion du Foie

Je me rappelle notamment le fait d'un homme de quarante ans, migraineux, rhumatisant et gros mangeur. Un beau jour son foie se congestionne; il est gros et dépasse de deux travers de doigt les fausses côtes. Le malade éprouve de la pesanteur et de la sensibilité, surtout au toucher, dans la région hépatique. Une constipation opiniâtre, des accès fébriles rémittents accompagnaient ce cortège symptomatique. Quinine, salycilate de soude, purgatifs salins, eaux bicarbonatées sodiques, régime lacté, ne parvinrent pas à modifier sensiblement son état. Ayant songé à lui prescrire de l'eau sulfureuse, ce malade prit chaque matin, en même temps que des bains à 32° prolongés et des douches générales écossaises, quatre verres d'eau minérale; et ce traitement, suivi pendant vingt-cinq jours, amena la disparition de l'engorgement et des accès fébriles. Il est à noter que la constipation avait cédé dans les vingt-quatre heures et n'a plus reparu.

Ictère

Un jeune homme des Landes (30 ans), fils de goutteux, nous fut adressé en 1894 par un confrère de ce département limitrophe. Chez ce malade, atteint d'ictère, le foie débordait légèrement les fausses côtes. Le début de la maladie remontait à deux mois; les douleurs sourdes éprouvées durant les premiers jours à l'hypocondre droit avaient disparu. Traitement : deux verres d'eau sulfureuse le matin à jeun, deux autres verres à 11 heures, douches écossaises tous les jours. Peu à peu le foie devint normal, et le malade partit le vingt-deuxième jour entièrement débarrassé de son ictère.

Engorgement chronique du Foie

L'observation suivante me paraît assez intéressante pour être communiquée, bien que le résultat obtenu n'ait pas été aussi satisfaisant. Il s'agit d'un homme de 45 ans, atteint d'hypertrophie chronique du foie. L'organe est gros, irrégulièrement bosselé, et fait principalement saillie du côté du creux épigastrique. Légère teinte subictérique. — De temps à autre surviennent des crises de constipation accompagnées de douleurs dans la région du foie. En même temps apparaissent des accès fébriles quotidiens dont le sulfate de quinine n'a pas raison. Depuis bientôt trois ans ce malade boit, à chacune de ces crises, de l'eau de Cambo. Elle produit au début un effet laxatif, puis régularise les garde-robes et fait disparaître les accès fébriles. Malheureusement le foie reste toujours gros. Mais, grâce à ce traitement, la lésion ne fait pas de progrès, et ce malade peut vaquer à ses occupations sans être autrement incommodé par son affection.

Hémorrhoïdes

Tous ces faits, et ceux que nous avons relatés en parlant de la congestion rénale, prouvent l'action déplétive, décongestionnante, désobstruante exercée par l'eau de Cambo; elle se manifeste encore dans le traitement des hémorrhoïdes. Que de fois n'ai-je pas été témoin de soulagement survenu dans cette maladie après usage de l'eau de Cambo, tant en boisson qu'en bains !

Mais revenons au foie.

Lithiase biliaire

Si telle est l'action de notre eau dans les engorgements congestifs du foie, celle qu'elle exerce sur la lithiase biliaire n'est pas moins remarquable. En voici quelques exemples :

Une dame âgée de cinquante ans environ, la femme d'un confrère, souffrait depuis quelque temps de dyspepsie compliquée de coliques hépatiques ; elle était aussi quelque peu obèse ; la vésicule biliaire était tuméfiée et sensible. Lui ayant recommandé de venir à Cambo faire une cure, elle se rendit à notre station et commença le traitement : trois verres d'eau le matin ; des bains de trois quarts d'heure à 34° et des douches tempérées suivies d'un jet froid de quelques secondes. Vers le cinquième jour, elle fut prise de coliques provoquées par l'expulsion de calculs pyramidaux, de couleur grisâtre, très nombreux. Le traitement ayant été de ce chef suspendu, il fut repris après quelques jours de repos. Les crises de coliques ne revinrent pas cette fois, mais on constata, pendant les deux ou trois premiers jours de cette nouvelle cure, l'apparition, dans des garde-robes semi-liquides, de matières sablonneuses d'aspect blanchâtre (gravelle hépatique). Puis les selles devinrent régulières et de coloration normale, les fonctions digestives s'amendèrent, et la malade partit après un mois de séjour à Cambo dans un état de santé très satisfaisant. Depuis cette époque, Madame X. jouit d'une bonne santé habituelle : elle serait parfaite, si quelques troubles dyspeptiques ne survenaient pas de temps à autre lui rappelant qu'elle doit surveiller son régime.

Elle est revenue l'année suivante, au moment où elle était en proie à l'un de ces troubles. Ils furent amendés par l'usage de notre eau, qui cette fois ne provoqua plus ni coliques, ni décharge de sables. Le gonflement et la sensibilité de la vésicule avaient entièrement disparu.

Les résultats que j'avais obtenus précédemment, grâce aux bons effets de notre eau minérale, dans la lithiase biliaire, m'avaient engagé à lui donner ce conseil : le succès complet confirma nos espérances.

Parmi les résultats obtenus antérieurement, je tiens à rappeler les avantages qu'en avait retirés la Supérieure d'une importante communauté de Bayonne. Elle avait éprouvé quelques crises de colique hépathique dans le courant de l'année 1882. Venue à Cambo au mois d'août, elle y fit une cure de vingt-cinq jours, buvant de l'eau sulfureuse et prenant des bains. Le traitement eut pour effet de faire disparaître définitivement les accidents de la lithiase, sans que l'eau absorbée eût provoqué le moindre accès de colique.

J'ai prescrït, l'année dernière, le même traitement à une dame âgée, portant le nom d'un de nos confrères les plus distingués de Paris, et je dus dans cette circonstance passer outre, non pas l'opposition, mais les objections ou plutôt les réserves et les craintes formulées par ce confrère relativement à l'emploi de l'eau sulfoalcaline, dont l'usage est réputé dangereux dans la lithiase biliaire.

Cette malade, habituellement rhumatisante et dyspeptique, était depuis quelque temps sujette à des crises de colique hépatique. Quand elle arriva à Cambo, elle était dans une période de dyspepsie accompagnée de constipation. Le foie était tuméfié; il y avait de la sensibilité au niveau de la vésicule : inappétence, digestions pénibles, légère teinte subictérique, complétaient le tableau. Réveil de l'appétit, amélioration des digestions, régularisation des garderobes, tel fut le résultat obtenu pendant le séjour à Cambo.

Quelques jours après son départ, elle éprouva une nouvelle crise de colique hépatique, très violente, qui sembla donner raison aux craintes exprimées par notre confrère. Et, de fait, je crois qu'on est en droit d'attribuer à la cure faite à Cambo l'apparition éloignée de cette crise. Mais il est à remarquer que cette crise passée, la santé de cette malade a été excellente et que les bienfaits obtenus à Cambo, loin d'être annulés par cette crise, ont été plutôt consolidés.

Un double enseignement se dégage de ces faits. C'est que d'un côté l'eau sulfatée de Cambo favorise l'expulsion de calculs hépatiques et que, par ailleurs, loin de contribuer à la formation des calculs, elle s'y oppose.

Cela ressort de cette double constatation : la première, c'est que l'eau provoque des coliques chez les seuls malades porteurs de calculs hépatiques. Dans le premier cas, on reconnaissait leur présence dans la vésicule; dans le second, sa sensibilité devait en faire soupçonner l'existence; tandis que pour la supérieure, chez qui, pendant les crises de coliques répétées, les calculs avaient été expulsés, l'eau n'a fait qu'empêcher leur retour, c'est-à-dire la formation nouvelle de calculs.

Je dois ajouter que pendant les quinze années que j'ai administré l'eau pour le traitement de maladies multiples, et souvent à doses relativement élevées, je n'ai jamais vu apparaître de coliques chez les malades qui n'étaient pas porteurs de calculs, fussent-ils atteints de troubles gastro-hépatiques.

L'apparition des coliques chez les calculeux n'est d'ailleurs pas le fait isolé du traitement par les eaux sulfatées ; les eaux bi-carbonatées sodiques en provoquent aussi le retour. Faut-il pour cela renoncer à leur administration ? Autant renoncer à tout traitement de la lithiase biliaire, accompagnée de calculs déjà formés ; car je ne connais pas une seule médication à laquelle on puisse attribuer d'une façon positive et incontestable la propriété de dissoudre ces calculs, pas plus le remède de Durande que la lithine. A mon avis, les succès sont tels que, loin de proscrire ce traitement, on devrait plutôt y recourir plus souvent. Quant aux craintes relatives au danger que les coliques hépatiques font courir aux malades, je les crois exagérées : je n'ai jamais constaté, en effet, que les accès provoqués par l'emploi de l'eau de Cambo aient entraîné de complications graves.

Les faits, avons-nous dit, démontrent que l'usage en boisson des eaux sulfatées calciques, loin de favoriser la formation des calculs, s'y oppose. Voilà un enseignement qui paraît être en contradiction avec les données physyologiques connues : les expériences de laboratoire nous apprennent, en effet, que la présence de la chaux en excès dans le foie est la cause la plus fréquente des calculs biliaires. Comment expliquer cette contradiction apparente entre les résultats obtenus dans les laboratoires et ceux que fournit l'expérience clinique ? Je vais tâcher de l'expliquer.

Nous admettons, avec les physiologistes, que l'existence en excès, dans le foie, de la chaux en présence de la cholestérine est la condition de la formation des calculs hépatiques.

Mais il faut bien remarquer que quand la nutrition s'accomplit régulièrement, la quantité de cholestérine et de chaux contenue dans la bile est minime. Qu'au contraire, la désassimilation vienne à être viciée, ces composés y apparaissent en grand excès. Que conclure de cela ? C'est que ce n'est pas la proportion de chaux répandue dans l'économie, mais bien la chaux anormalement retenue par le foie qu'il faut incriminer dans la pathogénie de la lithiase biliaire ; cette condition créée par une nutrition viciée, l'hyperacidité de la bile, qui amène le dédoublement des sels biliaires, et le catarrhe des voies biliaires et de la vésicule, qui fixent les produits d'une élaboration incomplète au lieu de favoriser leur expulsion, contribuent à la formation des calculs.

Voyons maintenant quel doit être le rôle joué par les eaux sulfatées calciques. Pour le déterminer, il faut nous pénétrer une fois encore de leur action sur l'économie. Or, nous savons qu'elles sollicitent l'activité du foie, — des expériences ne démontrent-elles pas que la chaux est l'agent principal de cette action? — que, conséquemment, elles tendent à augmenter la proportion de sels biliaires et contribuent à dissoudre plus facilement la cholestérine et la chaux elle-même; que, tout en diluant la bile, elles activent la combustion et facilitent la désassimilation, et s'opposent ainsi à la présence en excès de la chaux dans la bile, — l'eau, même sans être minérale, prise à haute dose, ne jouit-elle pas de la même propriété? — qu'elles détruisent par leur alcalinité l'acidité intestinale et empêchent l'hyperacidité de la bile; qu'elles excitent enfin les contractions intestinales et biliaires. Ajoutons qu'en plus l'eau sulfo-alcaline et saline de Cambo est anticatarrhale.

En voilà assez pour expliquer comment les eaux sulfatées calciques, et notamment celle de Cambo, loin de favoriser la formation des calculs biliaires, comme pourrait le faire présager la quantité notable de chaux contenue dans ces eaux, s'oppose à leur formation; et c'est ainsi que la théorie et l'expérimentation, qui semblaient au premier abord être en contradiction, concourent à démontrer l'inanité des objections évoquées par beaucoup de nos confrères contre l'emploi des eaux sulfatées dans le traitement de la lithiase biliaire.

Dyspepsie

L'exposé des succès obtenus à Cambo dans le traitement des dyspepsies, et particulièrement de la dyspepsie nervo-motrice, qui se rencontre si fréquemment chez les arthritiques et qui peut être considérée à bon droit, dans nombre de cas, comme une émanation directe de la diathèse bradytrophique, aurait dû trouver place ici. Je la renvoie cependant au chapitre suivant, estimant qu'il est plus avantageux d'embrasser dans un cadre unique l'étude des modifications apportées par l'eau sulfo-alcaline de Cambo à tous les troubles gastro-intestinaux.

3° Manifestations catarrhales et cutanées liées à la diathèse arthritique : asthme et dyspepsie

Les affections chroniques des muqueuses ne sont pas des émanations directes de la nutrition retardante. Il n'est pas d'état constitutionnel qui en préserve infailliblement. Mais quand elles se développent chez les arthritiques, elles offrent des particularités caractéristiques qui leur impriment comme le sceau de la diathèse.

Quand on voit, par exemple, apparaître chez certains enfants des coryzas, des angines, des bronchites, avec un début brusque et un cortège de symptômes fébriles intenses remarquables par leur courte durée, quand on voit ces phénomènes d'irritation se répéter fréquemment sous la cause la plus futile, comme par exemple un léger refroidissement; quand on voit survenir chez ces mêmes enfants des poussées d'urticaire ou des éruptions eczémateuses, n'est-on pas en droit de penser qu'on se trouve en présence de sujets atteints de la tare arthritique?

Et si ces maladies offrent, à un âge plus avancé, une tendance manifeste à passer à la chronicité, si l'on constate chez ceux qui en ont été atteints l'existence de pharyngites granuleuses, de laryngites rebelles, de bronchites sibilantes avec expectoration gommeuse et glutineuse et avec toux quinteuse et persistante; si ces affections s'accompagnent volontiers de troubles digestifs; si plus tard la dyspepsie s'accuse et paraît s'établir à demeure; si, là où on ne trouvait en principe que lenteur des digestions et gonflement épigastrique après les repas, se manifestent par la suite flatulence, aigreurs et constipation; si, le mal progressant, on reconnaît que l'appétit est devenu irrégulier, la bouche amère, la langue saburrale, que la peau a perdu sa transparence et pris une teinte terreuse, que l'atonie intestinale est constituée, qu'il existe de la pesanteur à la région hypochondrique du côté droit : premier signe de congestion du foie. Certes, dans ces conditions, le doute n'est pas possible : on est en droit d'affirmer que ces malades sont réellement des arthritiques.

On remarquera qu'ils sont plus que les autres enclins à la blennorrhée, à la cystite chronique, à la menorrhée, à la gastrite et à la gastro-entérite chroniques, c'est-à-dire à la chronicité des affections intéressant les muqueuses.

On s'apercevra que l'eczéma sec des mains, les eczémas prurigineux et circinés, les poussées d'urticaire, les crises acnéiques et furonculeuses se rencontrent très fréquemment chez eux, soit isolés, soit alternant ou coïncidant tantôt avec des accès de coliques né phrétique ou hépatique, tantôt avec des crises rhumatismales ou dyspeptiques.

L'asthme fait aussi partie de ce cortège de maux qui dérivent de la tare arthritique; on peut même affirmer que presque toujours l'asthmatique est un arthritique. On peut en dire autant de l'emphysème, qui en est la conséquence, comme elle peut-être aussi le corollaire des bronchites sibilantes chroniques et rebelles.

C'est à ces manifestations morbides de la diathèse bradytrophique que s'adresse *d'une façon toute spéciale* l'eau sulfureuse et saline de Cambo. Ne s'attaque-t-elle pas, en effet, tout à la fois et à la lésion de la muqueuse et à l'état diathésique?

Son action modificatrice sur les muqueuses et la peau est très manifeste; elle s'exerce soit directement, soit par voie d'élimination, et produit d'excellents résultats. Mais combien moins efficace serait son intervention sans l'essor qu'elle imprime à la nutrition! Grâce à son pouvoir reconstituant, au contraire, elle rend durables les améliorations et définitives les guérisons des divers troubles morbides que nous venons de passer en revue; elle éloigne ou empêche leur retour, qui serait fatal si la médication n'avait pas pour effet de faire disparaître, en même temps que la lésion, le vice nutritif qui a déterminé son développement.

De cette action combinée, l'une topique, l'autre générale, résulte la supériorité de l'eau sulfo-alcaline de Cambo sur les eaux sulfurées pour le traitement des lésions catarrhales qui sont sous la dépendance de l'arthritisme, et dont la pathogénie, ainsi que les rapports, ont été si bien établis par M. le professeur Bouchard.

Coryza, Angine, Pharyngite, Laryngite

Le coryza, l'angine, la pharyngite et la laryngite chroniques sont des affections très communes, le plus souvent simultanées et compliquées de catarrhe de la trompe d'Eustache chez les arthritiques ; elles accompagnent l'obésité, la dyspepsie, l'eczéma, l'urticaire.

Nous avons vu qu'elles apparaissent dès le premier âge chez les enfants issus de cette souche diathésique, qu'elles sont fugaces mais à répétitions fréquentes, qu'à l'adolescence elles manifestent quelque tendance à la chronicité. Chez les adultes, elles coïncident avec la bronchite sibilante, l'asthme et l'emphysème.

L'eau de Cambo, prise en boisson à la source même, administrée
en gargarisme, pulvérisation et douche pharyngienne, en irrigation
nasale et en inhalation, produit de bons effets dans ces diverses
affections. L'état congestif de la muqueuse et les granulations, un
moment irrités, s'effacent peu à peu en même temps que la nutrition
s'améliore.

Les bains de pieds à eau courante de huit à dix minutes, portés
progressivement de 37° à 40° et même 42°, les bains chauds et les
douches générales, soit chaudes, soit écossaises, complètent avan-
tageusement le traitement de ces diverses affections.

Nombreux sont les enfants ainsi atteints que nos confrères de
la région envoient à Cambo. Ils en rapportent toujours quelque
soulagement, souvent une notable amélioration.

Entre autres observations, je veux citer celle d'une petite fille de
six ans. Sa mère issue de parents arthritiques n'avait présenté
comme manifestations morbides que des migraines et un peu d'eczéma; mais le père était rhumatisant, il avait souffert jadis d'une sciatique, et à plusieurs reprises de dyspepsie douloureuse. Leur enfant
était sujette à des angines répétées dont la fréquence désolait les
parents. Quand je l'examinai, je trouvai des amygdales tuméfiées
et très vascularisées; il en était de même pour la gorge, où des
granulations de gros volume faisaient saillie sur un fond hypérhé-
mié. La voix était rauque : cette enfant offrait d'ailleurs belle apparence; à signaler pourtant une remarquable rareté de cheveux. Je
lui administrai prudemment au début — puis, quand je vis qu'elle
supportait bien le traitement, — quatre fois par jour un quart de
verre d'eau sulfureuse; je prescrivis, en outre, des bains quotidiens
de dix minutes à 35° et des douches pharyngiennes. Durant les
premiers jours, la rougeur de la muqueuse pharyngienne et la rau-
cité de la voix augmentèrent d'intensité, l'enfant déclara souffrir
de la gorge, et nous éprouvâmes quelque difficulté à obtenir
qu'elle se soumît à la douche locale. Les parents finirent toutefois
par avoir raison de cette résistance, et bientôt la douleur ayant
disparu, elle se prêta volontiers au traitement qui dura une ving-
taine de jours. La voix était devenue plus claire, et les marbrures
de l'arrière-gorge s'étaient effacées. Je la revis deux mois après;
elle avait traversé ce laps de temps sans angine, et j'eus la satisfaction de constater que l'amélioration obtenue s'était accentuée.

Amygdales et granulations avaient considérablement diminué de volume. Au cours de l'hiver suivant, cette enfant ne se plaignit que deux fois de la gorge, et encore la crise d'angine évolua-t-elle plus rapidement que par le passé. Elle revint à Cambo au printemps ; le même traitement fut institué, et depuis cette époque, cette petite fille jouit d'une excellente santé et n'est pas plus en butte que les autres enfants de son âge aux accidents inflammatoires de la gorge.

Voici maintenant des exemples attestant l'influence exercée par l'eau sulfo-alcaline de Cambo contre les troubles pharyngo-laryngés reliés à l'arthritisme.

Un ecclésiastique de Bayonne, atteint de pharyngo-laryngite chronique, avait l'habitude d'aller, tous les ans, faire une saison à Cauterets. Il y éprouvait chaque fois un réel soulagement. Mais voilà qu'au printemps de 1886, les évènements le conduisent à Cambo. Voulant utiliser la période de son séjour, il vient me demander conseil. J'apprends qu'il est de souche arthritique. Lui-même est quelque peu obèse. Cette considération me porte à espérer que l'eau sulfureuse de Cambo lui sera profitable, et je lui en prescris deux verres en boissons ; gargarismes, pulvérisations et bains chauds à 35°, suivis de bains de pieds à eau courante, complètent le traitement.

La voix était rauque, éraillée, voilée ; la prédication était toujours pénible pour lui, quelquefois suivie d'aphonie complète durant plusieurs jours ; il s'était même, à diverses reprises, trouvé dans l'impossibilité de monter en chaire. Cette première cure amena un réel soulagement. Reprise en automne, elle produisit une grande amélioration dans l'état de son larynx. De tout l'hiver suivant, ce vénérable ecclésiastique ne fut pas un seul instant arrêté dans l'exercice de son ministère paroissial, qui l'obligeait pourtant à prendre deux fois, chaque dimanche, la parole dans une vaste nef.

Le même traitement fut institué pendant les deux années suivantes. Jamais depuis cette époque, cet abbé n'a été arrêté dans sa prédication ; bien plus, il a pu prêcher à diverses reprises des retraites et des missions, au cours desquelles il parlait pendant plusieurs jours consécutifs, deux et trois fois par jour, gardant parfois la parole durant une heure entière, et son organe n'a pas été altéré.

Un père missionnaire vient aussi depuis quelques années retremper sa voix à Cambo. Son organe était si fatigué qu'il voyait arriver le moment où il ne lui serait plus permis de monter en chaire. Grâce au traitement suivi à nos Thermes, il continue son ministère apostolique. Ce père, qui a souffert de sciatique et qui est en butte à des crises de gastralgie alternant avec des douleurs rhumatoïdes, appartient aussi à la grande famille arthritique.

Je pourrais multiplier les exemples de ce genre, mais j'ai hâte d'arriver à un groupe d'affections dont les rapports avec l'arthritisme sont encore plus intimes : je veux parler de la bronchite sibilante, de l'emphysème et surtout de l'*asthme*.

Bronchite sibilante, emphysème, asthme

Voici comment M. le Professeur Bouchard parle de ces affections dans les leçons sur les maladies de la nutrition, leçons dont je me suis souvent inspiré dans ce travail :

« L'emphysème a été invoqué comme cause anatomique de
« l'asthme. En réalité, il accompagne l'accès d'asthme et peut même
« persister d'une façon durable après des accès répétés... il en est
« une lésion secondaire... D'abord intermittent, il peut devenir
« chronique, mais il n'est qu'une complication et comme un phéno-
« mène surajouté. Mais il y a un autre emphysème, qui est de la
« nature de l'asthme, et c'est l'emphysème aigu, lequel s'associe
« généralement à la bronchite sibilante... Toutes les fois que, en
« dehors des lésions cardiaques ou rénales, vous verrez survenir
« subitement ou rapidement la toux avec une dyspnée intense, et
« que vous constaterez, en même temps, l'expiration lente et péni-
« ble, avec sibilance généralisée, le plus souvent aussi avec des
« rales bullaires fins, vous pourrez agir comme si vous étiez en
« présence d'un accès d'asthme. »

Et, plus loin, parlant de l'accès d'asthme : « Qu'est-ce que cet
« accès ? A quoi peut-on rapporter ce grand éclat symptomatique ?
« Est-ce une dyspnée mécanique provoquée par le catarrhe ? Est-ce
« un spasme inspirateur ? Est-ce une paralysie expiratrice ? Est-ce
« encore, comme on l'a supposé, une éruption bronchique soudaine
« diminuant le calibre respiratoire ? Il n'est pas permis de se pro-
« noncer d'une manière définitive sur la réalité de cette théorie
« fort séduisante qui ferait de l'accès d'asthme un exanthème

« bronchique analogue à l'urticaire et qui serait, comme l'urticaire,
« un accident paroxystique au cours d'un état morbide chronique
« ou d'un état physiologique dérivé dépendant de la nutrition
« retardante. Ce qui est certain, en tous cas, c'est que parmi les
« maladies qui dépendent de ce grand état diathésique, il en est
« peu qui s'associent aussi souvent que l'asthme aux affections
« cutanées, et parmi elles, en première ligne, à l'eczéma et après
« elle à l'urticaire. »

En ces quelques lignes, M. Bouchard établit péremptoirement la
parenté qui existe entre l'asthme, la bronchite, l'emphysème et
les autres manifestations de la diathèse arthritique. Il démontre
que la bronchite sibilante avec emphysème, tantôt remplace
l'asthme, tantôt lui est consécutive ; il démontre encore que toutes
ces affections font toujours partie d'un même groupe morbide.

L'eau sulfureuse de Cambo agit merveilleusement contre ces
diverses manifestations. Le fait suivant ne laissera subsister aucun
doute à cet égard :

M. S. était déjà asthmatique quand, vers l'âge de trente-cinq
ans, il rentra du Chili dans son pays natal. Les accès se répétaient
fréquemment. Après avoir essayé des Eaux-Bonnes, de Cauterets
et de Luchon, il s'adressa à Cambo en mai 1843, et comme il avait
retiré un grand bénéfice de ce séjour et du traitement qu'il y avait
suivi, il y revint au mois d'octobre. L'hiver suivant, les crises
furent beaucoup moins nombreuses, et le catarrhe qui, dans l'intervalle des accès, le fatiguait, fut, lui aussi, notablement amendé. A
partir de cette époque, M. S. n'a jamais manqué, sa vie durant, de
revenir, au moins une fois par an, à Cambo. Mais, m'a-t-il dit à
diverses reprises, il a toujours remarqué que les accès survenaient
plus intenses quand il lui avait été impossible de faire ses deux
saisons d'eaux dans cette station. Ce fut en 1879 qu'il me conta son
histoire. Je l'ai revu depuis pendant douze ans encore, jusqu'au
moment où la mort est venue l'enlever à l'âge de quatre-vingt-
quatre ans.

Voici d'autres exemples de l'efficacité de notre eau dans les
maladies dont il est question :

Mme D., de Dax, est atteinte d'emphysème et de catarrhe bronchique ; des crises d'oppression, survenant à la moindre impru-
dence, sont la conséquence de cet état. Elle vient à Cambo. Je lui

prescris deux verres, puis trois verres d'eau sulfureuse par jour, — inhalations — douches tempérées et prolongées (cinq minutes) tous les matins ; un bain de pieds chaque soir.

Au bout de vingt-deux jours de traitement, Mme D. quitte Cambo, me disant qu'elle se sent soulagée, et, de fait, les râles sont moins nombreux, l'expectoration moins abondante, et l'air pénètre plus facilement dans les poumons.

Quand elle revient, l'année d'après, la malade m'apprend qu'elle a passé un hiver relativement bon, et je suis heureux de constater que l'état local ne s'est pas sensiblement modifié depuis son départ. En quittant Cambo, après un séjour d'un mois, elle partait très améliorée. Je ne l'ai plus revue, mais j'ai su que l'amélioration s'était maintenue et que son emphysème lui permettait de vaquer à ses occupations sans trop de difficulté.

Voici deux autres cas : c'est celui d'un vieux rhumatisant devenu asthmatique. Il vient pour la première fois à Cambo en 1893, dans les conditions suivantes. Depuis deux mois, une crise d'asthme très violente, compliquée de catarrhe bronchique, le tenait hors de son lit ; l'oppression dont il souffrait se changeait en accès de suffocation chaque fois qu'il tentait de s'y mettre. La respiration était courte, haletante. A l'auscultation, on constatait au sommet une expiration dure, presque soufflante et prolongée. La sibilance envahissait tout le reste de l'étendue du poumon, se confondant à la base avec des râles fins que l'on entendait surtout à la fin de l'inspiration ; la température oscillait entre 37°5 et 38°5 ; l'expectoration, filante et visqueuse, était pénible et précédée d'une toux quinteuse très fatigante ; urines non albumineuses, cœur sans lésion organique.

Après une semaine de médication révulsive, expectorante et tonique, la température devint normale, et une certaine accalmie dans l'intensité des accidents respiratoires me permit d'entreprendre prudemment le traitement hydriatique. Je commençai par prescrire l'eau en inhalation, et je fis prendre, en même temps, au malade des bains de pieds tout en continuant la révulsion thoracique par la sinapisation quotidienne. Au bout de la seconde semaine, j'autorisai l'eau sulfureuse en boisson, demi-verre au début, deux fois, puis trois fois par jour, et je pus progressivement élever cette dose à trois verres. Déjà, pendant la période des inhalations, l'amélioration avait été si grande, que le malade avait pu passer toute la nuit dans son lit; puis les progrès devinrent de plus en plus remarquables, et la transformation au bout de quarante jours environ était telle, que ce malade quittait Cambo entièrement débarrassé du catarrhe et de l'emphysème dont il était si profondément atteint au moment de son arrivée.

C'est, en vérité, un des cas les plus extraordinaires dont j'ai été le témoin depuis que j'exerce à Cambo.

Depuis lors, je revois tous les ans ce malade, que sa reconnaissance ramène à notre station. Il n'a plus eu de fluxion articulaire, mais il reste toujours asthmatique. Seulement, les crises sont plus rares et moins fortes ; elles ne se compliquent pas de cet état catarrhal et emphysémateux qui l'avaient tant affaibli et qui communiquaient à l'accès une gravité exceptionnelle. Je lui prescris aujourd'hui comme complément de traitement des douches générales tempérées qu'il n'aurait pas pu supporter lors de sa première visite à Cambo, et qui, par leur action sur la peau, sur le système nerveux et sur la circulation, m'ont toujours paru seconder très heureusement le traitement anticatarrhal et andiathésique par l'eau sulfureuse prise en boisson et inhalation.

J'ai vu se manifester encore cette action favorable chez un enfant de huit ans atteint dès le bas-âge de bronchite sibilante compliquée d'accès asthmatique. Les crises se répétaient fréquemment depuis un an. Il fit en 1894 une saison à Cambo, buvant de 250 à 400 grammes d'eau sulfureuse par jour, prenant des inhalations et des douches quotidiennes. Cet enfant n'éprouva dans le courant de l'année suivante qu'une seule crise d'asthme.

Et c'était bien une manifestation arthritique que l'asthme de cet enfant, dont le grand-père avait été goutteux, et dont le père, un rhumatisant, était affligé depuis des mois d'un eczéma aussi rebelle que pénible, siégeant sur le prépuce, eczéma qui, à sa grande surprise, disparut définitivement à Cambo, où il était uniquement venu pour accompagner son fils.

Ces faits me paraissent suffisants pour établir non-seulement l'efficacité réelle, mais aussi la supériorité de l'eau sulfhydriquée et saline de Cambo, sur les eaux simplement sulfurées dans le traitement des lésions catarrhales de l'arbre aérien, comprises dans le cadre auquel je me suis limité.

Cystite

La cystite, ou inflammation de la muqueuse vésicale, bénéficie de même, c'est-à-dire d'une façon toute particulière, de l'action anticatarrhale et microbicide dévolue à l'hydrogène sulfuré, dont les principales voies d'élimination sont les poumons et les reins. L'eau sulfo-alcaline de Cambo réussit à amender, quand elle ne les guérit pas, toutes les inflammations de la vessie. Je l'ai employée avec succès dans des cystites d'origine infectieuse, consécutive, soit à une blennorrhagie (récente ou ancienne), soit à un sondage pratiqué sans que les règles de l'asepsie aient été observées (chez un rétréci, chez plusieurs prostatiques), dans des cystites déterminées par le passage de graviers ou la présence de calculs. Là où les lavages à l'acide borique et au nitrate d'argent, les instillations, la résine de térébenthine, le santal et le salol avaient échoué, j'ai vu l'usage de cette eau en boisson et en bains amener des cures radicales. Elle ne lave pas seulement les reins et la vessie, elle exerce encore une action modificatrice sur la muqueuse vésicale, en sorte que douleurs hypogastriques et ténesmes se dissipent, pendant que la fréquence des mictions diminue, et que les urines deviennent transparentes.

Nous avons constaté déjà ces heureux effets dans l'observation de congestion rénale avec cystite du col citée plus haut.

Voici maintenant celle d'un jeune homme des Landes, atteint de cystite chronique, à la suite de blennhorragie, cystite qu'un rétrécissement ultérieur avait aggravée. Un traitement habilement dirigé par un de nos confrères de Bayonne avait fait disparaître le rétrécissement. Mais, catarrhe de la vessie et ténesme persistaient, avec des alternances d'amélioration et d'aggravation, malgré la médication balsamique et malgré les lavages. Bains prolongés (une heure), quatre verres de la source sulfureuse en boisson, eurent raison de cette lésion chronique : le malade quitta Cambo complètement guéri.

Chez un prostatique, âgé de soixante ans, la cytiste s'était développée à la suite d'un accès de rétention complète d'urine, qui avait nécessité le cathétérisme. Les mictions étaient fréquentes et douloureuses, plus fréquentes le jour que la nuit, malgré la cause première de la maladie; les urines étaient purulentes : douleurs du bas-ventre, tension périnéale et constipation opiniâtre complétaient le tableau symptomatique. Le même traitement fut institué. Il amena rapidement les modifications suivantes : mictions plus espacées, moins douloureuses ; urines plus abondantes et plus claires ; gardes-robes régulières. Au bout d'un mois de ce traitement, toute trace de cystite avait disparu. En même temps, les désordres provenant de l'hypertrophie de la prostate s'étaient amendés ; le malade, au moment de son départ, ne se levait que deux fois la nuit.

Cette observation ne met pas seulement en lumière l'action anticatarrhale et antiseptique de l'eau sulfo-saline de Cambo ; elle fait encore ressortir son pouvoir déplétif sur le système veineux abdominal ; nous l'avions constaté dans le traitement des hémorroïdes, de la congestion du rein, et surtout de l'engorgement du foie ; nous le retrouvons en présence d'un cas d'engorgement de la prostate.

Tous les prostatiques qui sont venus à Cambo n'ont pas retiré des avantages aussi complets ; mais la cure leur a toujours procuré quelque soulagement. Ces résultats constants sont dus à l'action diurétique de l'eau, qui provoque la déplétion sanguine, et à son action laxative, qui détruit les obstacles mécaniques de nature à enrtaver la circulation.

Il est une forme de cystite qui bénéficie plus spécialement de l'emploi de cette eau ; c'est la cystite dite rhumatismale, qui apparaît sans cause appréciable, remplaçant tout à coup une lésion arthritique. En pareille circonstance, la guérison radicale est la règle. Voici, entre autres, un observation typique : Une dame espagnole, âgée de soixante ans, était sujette depuis l'époque de la ménopause à des troubles digestifs qui alternaient avec des poussées de rhumatisme subaigu. Elle était en proie depuis quelque temps à des douleurs articulaires erratiques, quand elle fut prise subitement — à la suite d'un refroidissement, me dit-elle, — de besoins fréquents et impérieux d'uriner. Elle ajoute qu'à dater de ce moment elle n'a plus souffert de ses jointures.

En revanche, l'irritation de la vessie n'a fait que s'accentuer malgré tous les traitements suivis. Les mictions sont de plus en plus fréquentes ; elle a du ténesme. Depuis quelque temps élle a même perdu le sommeil. Jour et nuit, un impérieux besoin la rappelle à chaque instant sur le vase ; elle émet à peine quelques gouttes d'une urine qui se trouble légèrement au repos et qui ne contient pas d'albumine. Elle n'a plus d'appétit, elle maigrit, ses forces disparaissent à vue d'œil.

Je lui prescris des bains de trois quarts d'heure à 32° et trois verres d'eau sulfureuse. Je fus, je l'avoue, un peu surpris de voir la soudaineté de la guérison. Vers le dixième jour la malade se sentait si soulagée qu'elle voulait rentrer chez elle. Les mictions étaient plus espacées et plus abondantes. Elle ne souffrait plus de ténesme et ne se levait qu'une fois la nuit ; je réussis à la retenir quelque temps encore et elle quitta Cambo le vingtième jour, ayant repris des forces et ne présentant plus trace d'inflammation vésicale. Cette malade me fit savoir quelques mois plus tard que non seulement la guérison s'était maintenue, mais qu'en outre elle était débarrassée de toute manifestation arthritique.

Est-il exemple plus frappant de l'affinité entre des lésions si divergentes d'aspect et de l'influence exercée sur elles par une médication unique?

Et comment, en présence de faits si caractéristiques, ne pas admettre l'existence des inflammations constitutionnelles? Telle est néanmoins la tendance actuelle. On ne veut rien connaître en dehors des gonocoques, staphilocoques, pneumocoques, etc. Certes, le rôle des agents virulents et infectieux est indiscutable, et l'école Pastorienne, en la découvrant, a rendu les plus grands services à l'art de guérir. Mais elle n'a pas encore démontré que toutes les inflammations sont d'origine microbienne. Admettons cependant qu'il en soit ainsi. Les faits ne viennent-ils pas, quand même, établir d'une façon évidente, en ce qui concerne du moins les inflammations devenues chroniques, que les désordres consécutifs à l'affection provoquée par l'invasion des agents microbiens présentent des caractères bien tranchés suivant la nature du terrain envahi, c'est-à-dire suivant l'état constitutionnel du sujet atteint? Et dans la pratique, n'est-on pas entraîné, quand il s'agit d'affection catarrhale devenue chronique, à s'occuper non pas du microbe qui l'a déterminée, mais de la diathèse qui lui a imprimé ces caractères?

En un mot, le microbe jouerait-il, dans tous les cas, un rôle pathogénique, il n'en resterait pas moins démontré qu'en clinique on est autorisé à conserver l'épithète de constitutionnelle aux affec-

tions qui empruntent à la constitution leur modalité particulière.
Cette interprétation permet de comprendre comment une eau minérale, dont la valeur microbicide est jusqu'à l'heure hypothétique,
exerce une action curative en présence de maladies bien différentes
si l'on s'en rapporte à leur origine microbienne, et alors que la
médication antiseptique — la plus rationnelle en apparence —
avait échoué.

Métrites Catarrhales

Les considérations qui viennent d'être exposées s'appliquent
aussi bien aux inflammations chroniques de la muqueuse utérine
qu'à celles des voies urinaires. Les eaux chlorurées sodiques, les
eaux sulfureuses, les eaux arsenicales, et les eaux dites indifféren-
tes, offrent des indications spéciales suivant l'état constitutionnel
de la malade affectée de métrite.

C'est le regretté Dr Martineau, le défenseur des métrites constitutionnelles, qui le premier a attiré l'attention du corps médical
sur le parti qu'on pouvait tirer des eaux légèrement sulfurées et
salines de Cambo, pour le traitement des métrites catarrhales chroniques liées à la diathèse arthritique. Venu à Cambo lors du Congrès de Biarritz, où il présidait la section de gynécologie, il fit part
à ses élèves de Lourcine de l'impression qu'il avait retirée de sa
visite dans notre station.

Depuis cette époque, plusieurs confrères de notre département,
des Landes et de la Gironde nous ont adressé des malades ; c'était
tantôt pour des phénomènes douloureux dus soit à des déviations
de la matrice, soit à des engorgements péri-utérins; tantôt pour
compléter une cure après curettage, le plus souvent pour des métrites catarrhales chroniques.

Certes, une amélioration réelle a suivi dans tous ces cas le traitement hydriatique, composé le plus souvent de bains prolongés
pendant lesquels il était fait usage de spéculum grillagé, d'irriga-
tions vaginales dans le bain, de douches écossaises appliquées suivant les indications particulières de chaque malade : l'eau minérale était, en outre, prescrite en boisson pour favoriser la décon-
gestion des organes pelviens et pour vaincre la constipation qui
accompagne le plus souvent les lésions utérines. Mais les succès
les plus complets ont été obtenus chez les arthritiques. En voici un

exemple entre autres. Une dame âgée de 25 ans, nous est adressée par un de ses parents, un de nos confrères les plus distingués des Landes. De souche arthritique — rhumatismes, coliques néphrétiques, dyspepsie chez ascendants — elle avait été dans sa jeunesse sujette à la migraine, à des bronchites répétées accompagnées de toux coqueluchoïde, à de la dyspepsie flatulente et atone. Un accident survenu quelque temps après son mariage détermina chez elle une affection de la matrice, qui, malgré les soins éclairés dont elle fut entourée, devint chronique. Elle se plaignait depuis trois ans de leucorrhée muco-purulente, plus intense à l'approche des règles, de sensation de pesanteur dans le bas-ventre, de douleurs lombaires et abdominales se propageant aux jambes. La marche était difficile, les règles pénibles, l'appétit irrégulier, la constipation habituelle. Il était question de lui faire subir le curettage quand on l'envoya à Cambo.

Nous trouvâmes à l'examen un col augmenté de volume, déchiré, ulcéré et entr'ouvert, laissant échapper une mucosité visqueuse et épaisse ; légère anteversion. Le traitement suivant fut institué : Bains de trois quarts d'heure à 32°, dix minutes d'irrigation vaginale pendant la durée du bain, douches écossaises (jet très-brisé sur région abdominale, plus plein sur la colonne vertébrale et les reins, et un jet froid général pour terminer) ; trois verres d'eau sulfureuse dans la matinée, eau ferrugineuse aux repas. Tout d'abord le traitement exaspéra les symptômes : leucorrhée, sensation de poids, et névralgie lombo-abdominale ; mais bientôt les douleurs s'apaisèrent et les pertes devinrent moins épaisses pendant que l'appétit se réveillait ; sous l'influence de l'eau sulfureuse, la constipation avait cessé dès le principe. Au bout d'un mois, la malade se sentait très améliorée, et elle quitta Cambo nous promettant de revenir l'année suivante. Elle ne revint pas : une lettre de faire part nous en expliqua le motif ; l'amélioration constatée avait été suivie de guérison.

Chez une dame de Bordeaux, âgée de 45 ans, dont la fille avait eu des poussées d'eczéma et dont le fils était diabétique, une leucorrhée tenace s'était installée à la suite d'une éruption eczémateuse aux grandes lèvres : les parois du vagin étaient congestionnées, le col tuméfié présentait une coloration rouge sombre et de légères exulcérations ; quelques bains avec irrigation vaginale, et l'eau sulfureuse en boisson à la dose de quatre verres, dans la matinée, dissipèrent tout vestige du mal.

Cette lésion n'était pas à proprement parler de la métrite; il s'agissait ici plutôt d'un eczéma du col, d'une de ces affections cutanées que nous allons passer rapidement en revue, propagée sur les muqueuses voisines.

Dermatoses, Eczéma urticaire

Parmi les éruptions que l'on rencontre le plus fréquemment chez les arthritiques, l'eczéma et l'urticaire m'ont paru plus spécialement modifiées par l'eau sulfo-alcaline de Cambo.

Nous avons pu apprécier déjà son heureuse influence dans deux cas d'éruption eczémateuse rebelle. Voici d'autres faits à l'appui.

Un jeune homme de Madrid, âgé de 30 ans, était en proie depuis près d'un an à un eczéma sec et fendillé des mains. Aucun traitement n'avait pu le faire disparaître. Le docteur Bide l'envoya à Cambo et me le recommanda. Je lui conseillai des maniluves à l'eau sulfureuse non chauffée et des bains d'une heure. Ce malade absorbait en outre dans la matinée quatre verres d'eau minérale. L'amélioration fut immédiate, et le vingt-cinquième jour il quitta Cambo complètement guéri. Je l'ai revu depuis pendant deux années consécutives. Il venait à Cambo par reconnaissance, car l'eczéma n'avait pas récidivé; il y venait aussi guidé par le désir d'éviter une nouvelle poussée, comptant avec raison sur l'action préventive de la médication dépurative et reconstituante dont il avait si largement bénéficié.

Un capitaine au long cours souffrait d'un vaste eczéma des jambes suintant abondamment et provoquant des démangeaisons insupportables; sur certains points les lésions étaient profondes et secrétaient une sérosité purulente qui se concrétait en croûtes épaisses; ailleurs la peau était recouverte de squames, tandis qu'elle ne se distinguait plus loin des parties saines que par une rougeur œdémateuse d'une coloration foncée; trois verres d'eau sulfureuse par jour et quelques bains à 32° avaient déterminé une réelle amélioration — disparution de squames, diminution de la sérosité, apaisement des démangeaisons — lorsque vers le quinzième jour le malade dut interrompre son congé et quitter précipitamment Cambo pour rejoindre son poste.

Le traitement n'est pas toujours aussi efficace; ainsi, chez un malade littéralement envahi par un eczéma rubrum, nous n'avons obtenu qu'une amélioration passagère. Mais il est à noter que, même dans ce cas la cure a dû exercer une action favorable, très nette, sur l'état constitutionnel, car la médication qui avait été impuissante avant le séjour de Cambo, fut suivie de guérison.

L'*urticaire,* dans son mode habituel, n'est pas une maladie chronique. Il consiste le plus souvent dans une éruption éphémère survenant sans date fixe à des époques espacées et provoquées par des causes diverses, en général par des troubles digestifs. Il est des cas, cependant, où son apparition devient périodique durant toute une saison, l'été par exemple, et où cette crise se produit pendant plusieurs années consécutives. Tel est celui d'un enfant, issu de parents arthritiques. Dans sa première enfance, les poussées d'urticaire accompagnèrent le travail de la dentition. Depuis l'âge de trois ans, les plaques surgissaient journellement durant tout l'été. Que pouvait être cet urticaire sinon la manifestation précoce de la diathèse bradytrophique? On conduisit cet enfant à Cambo à l'âge de six ans. Il y prit régulièrement des bains tièdes de 25 minutes et but à faible dose de l'eau sulfo-alcaline. Sous leur influence, les poussées d'urticaire devinrent moins étendues, plus espacées, puis cessèrent enfin pour ne plus reparaître de tout l'été.

Gastralgie, Dyspepsie, Gastro-Entérite, Constipation

La gastralgie est une névralgie de l'estomac : le phénomène douleur la caractérise. Rarement essentielle, elle se rattache presque toujours soit à une maladie générale (chlorose, anémie, impaludisme, névropathie), soit à une affection localisée dans le tube digestif. Chez les anémiques la constipation est habituelle.

L'eau sulfureuse de Cambo n'exerce pas d'action spéciale contre la gastralgie. Comment se fait-il donc que parmi toutes les affections traitées à Cambo, ce soit dans la gastralgie que l'on obtienne le plus de succès? La réponse est si aisée que je considère inutile d'appuyer mon dire sur des observations. C'est qu'en dehors de l'eau sulfureuse, Cambo possède une source ferrée, un établissement d'hydrothérapie et bon air, toutes conditions qui constituent les éléments de la médication par excellence de la gastralgie ou des maladies qui lui ont donné naissance.

Le rôle de l'eau sulfureuse dans la dyspepsie et la gastrite est autrement important.

On dit qu'il y a *dyspepsie* toutes les fois que la digestion devient difficile. L'estomac et l'intestin s'associent le plus souvent pour créer ce trouble digestif : la dyspepsie est donc habituellement *gastro-intestinale*.

Le mot de *dyspepsie* ne devrait s'appliquer qu'aux troubles fonctionnels des organes digestifs, les dénominations de *gastrite* et de *gastro-entérite* étant réservées à ceux qui se compliquent de lésions matérielles de la muqueuse.

Les troubles fonctionnels qui constituent la dyspepsie sont de deux ordres : les uns consistent en une anomalie des mouvements (altération mécanique) et créent la dyspepsie nervo-motrice caractérisée par l'asthénie musculaire ; les vices de *sécrétion* (altération chimique) forment la base essentielle des autres. L'hyperchlorhydrie appartient à cette dernière catégorie.

Ces troubles fonctionnels déterminent l'un et l'autre des fermentations putrides et créent à la longue la dilatation de l'estomac et l'atonie intestinale, qui s'accompagnent d'hypochlorhydrie et d'hyperacidité organique.

Le contact de ces acides, de même que l'ingestion habituelle d'aliments toxiques (mets épicés et alcools) irrite à leur tour la muqueuse de l'estomac et de l'intestin et favorise l'éclosion de la gastrite et de la gastro-entérite. La gastrite ulcéreuse est le dernier terme du catarrhe gastro-intestinal.

Digestions lentes, congestions de la face, lourdeur de tête, tendance au sommeil ; — digestions douloureuses, dilatations de l'estomac, ballonnement du ventre, irritations acides, vomituritions, vomissements, constipation ; — douleur violente au creux épigastrique s'irradiant à la colonne vertébrale, inappétence, vomissements alimentaires et pituitaires, congestions du foie, constipation opiniâtre, amaigrissement, pâleur ou teinte subictérique de la face — tels sont les symptômes que l'on rencontre dans les affections du tube digestif depuis la dyspepsie simple jusqu'à la gastrite chronique invétérée.

La dyspepsie fonctionnelle n'est pas à proprement parler une entité morbide, elle apparaît le plus souvent comme une émanation d'un état diathésique (arthritisme et névropathie), ou comme le retentissement de maladies générales ou localisées (chlorose, anémie, impaludisme, foie, rein, utérus, moëlle, etc.).

Les lésions catarrhales de l'estomac et de l'intestin se rencontrent aussi chez les arthritiques consécutivement à la dyspepsie, mais elles peuvent se développer, comme nous l'avons vu, en dehors de toute cause constitutionnelle.

Quel va être le rôle de l'eau sulfureuse en présence de toutes ces manifestations ?

Pour le bien comprendre, il faut se rappeler ses propriétés : alcaline, elle tend à détruire l'hyperacidité organique; stimulante, elle favorise les sécrétions normales des glandes de l'estomac et de l'intestin, et réveille la tonicité musculaire. Il faut aussi tenir compte de son action sur la sécrétion biliaire, qui a pour résultat de favoriser les actes chimiques de la digestion. Il ne faut pas perdre de vue enfin que, sulfureuse, elle s'attaque à la lésion catarrhale elle-même.

Leur connaissance nous permet d'expliquer les résultats obtenus. Ils se rapportent à la dyspepsie simple des goutteux et aux dyspepsies compliquant les maladies du foie, de l'utérus et du rein (nous en avons cité quelques exemples au cours de ce travail) ; à l'atonie intestinale et à la constipation (ses bons effets ont été signalés déjà à diverses reprises).

Je pourrais citer aussi nombre de guérisons survenues chez des anémiques, des chlorotiques, des neurasthéniques, des tabétiques.

Ainsi, dans un cas de tabes, le malade souffrait depuis deux mois de crises douloureuses, suivies de vomissements, crises qui se répétaient chaque jour et plusieurs fois par jour; elles l'avaient tellement affaibli que son entourage redoutait un dénoûment fatal; l'inappétence était absolue, la constipation opiniâtre. Celle-ci céda dès le premier verre d'eau sulfureuse ; les vomissements cessèrent aussi presque instantanément, et la médication sulfoalcaline, qui fut la médication exclusive pendant les quinze premiers jours, ressuscita littéralement le malade.

J'ai recueilli encore quelques observations de guérison de gastrites, gastrites simples, gastrites avec dilatation, gastrites compliquées de congestion du foie, notamment chez un alcoolique dont l'inappétence était absolue, les vomissements pituiteux quotidiens, les vomissements alimentaires fréquents : vingt-cinq jours de traitement suffirent à dissiper tous les désordres.

Dans tous ces cas, on voit sous l'influence de l'eau sulfo-alcaline de Cambo les éructations, les vomissements et la constipation disparaître, les digestions devenir plus faciles, les douleurs se calmer et l'appétit renaître.

Mais les résultats les plus constants et les plus remarquables sont, sans contredit, ceux que l'on obtient dans la gastrite à forme atonique des arthritiques, et ces résultats sont durables, car l'amélioration produite survit presque toujours au traitement.

Il n'existe à mon avis qu'une seule contradiction de son emploi, c'est la tendance à la gastrorrhagie ; il ne faut pas la prescrire aux malades atteints de gastrite ulcéreuse. Je l'ai vue, dans un cas d'ulcère de l'estomac où elle était administrée concurremment avec le régime lacté et des remèdes opiacés, provoquer une hémorrhagie. Deux mois plus tard, ce malade revint à Cambo, grandement amélioré par le régime lacté. L'eau sulfureuse fut, cette fois, bien supportée et fit disparaître les derniers vestiges de la gastrite.

En ce qui concerne l'entérite avec diarrhée, elle bénéficie quelfois de son application ; mais c'est principalement dans l'entérite sèche qu'elle produit les meilleurs effets.

Ce chapitre demanderait, pour être traité à fond, un développement que ne comporte pas l'importance de ce travail. J'utiliserai quelque jour les matériaux que j'ai recueillis et qui me permettront d'entreprendre l'étude complète des affections des voies digestives et de leur traitement à Cambo. Mais j'ai cru devoir me borner ici à résumer en quelques mots l'enseignement qui s'en dégage et à désigner sommairement les indications spéciales de l'eau sulfureuse.

V. EAU FERRUGINEUSE

L'analyse ci-dessous a été faite en 1882 par M. Wilm, en même temps que celle de l'eau sulfureuse. Nous la publions de préférence à celle de M. Garrigou à cause de son cachet officiel :

Acide carbonique des bicarbonates	0 gr. 0099
— libre	0 0669
Carbonate ferreux	0 gr. 0061
— de manganèse.	traces
— de calcium.	0 0019
— de magnésie	0 0034
Silicate de calcium	0 0255
— de magnésium.	0 0039
Sulfate de sodium	0 0053
— de magnésie.	0 0018
Chlorure de sodium	0 0161
Arsenic	traces
Acide phosphorique.	—
Matières organiques	0 0170
	0 gr. 0810

C'est une eau froide (15°), légère et limpide, d'une saveur franchement styptique.

L'acide carbonique et les bicarbonates forment la partie essentielle de sa minéralisation. Quoique peu chargée de fer, elle produit des effets toniques remarquables. C'est que, comme le disait le professeur Winternitz de Vienne, lors de sa visite à Cambo à l'époque du Congrès d'Hydrologie de Biarritz, la valeur d'une eau ferrugineuse ne dépend pas de la quantité de fer contenue par elle, mais de celle qui peut être assimilée; j'estime, ajoutait ce maître, que les eaux trop ferrées sont plus nuisibles qu'utiles, et que l'eau ferrugineuse de Cambo représente le type d'une médication martiale parfaite. Et, de fait, cette eau, loin de fatiguer l'estomac, tend plutôt à l'exciter; elle réveille l'appétit et se digère avec la plus grande facilité, sans provoquer de constipation; elle exerce, en un mot, une action reconstituante parfaite, comme l'attestent les nombreuses guérisons obtenues grâce à son usage.

Elle est utilisée en boisson seulement, et se prend habituellement aux repas. Dans certains cas, cependant, lorsqu'existe une contre-indication, telle que, par exemple, la dilatation de l'estomac, on l'administre soit à jeun, soit dans l'intervalle des repas, et il est rare que, même dans ces conditions elle ne soit pas bien supportée.

Le fer convient anx lymphatiques, aux scrofuleux et principalement aux chlorotiques et aux anémiques; on est encore autorisé à le prescrire toutes les fois qu'on se trouve en présence d'un état de faiblesse générale (croissance, convalescence de maladies graves et longues, surmenage, névropathies, cachexie paludéenne, mal de Bright, diabète, etc.).

A Cambo, on associe le plus souvent la méditation sulfo-alcaline au traitement ferrugineux.

C'est d'abord quaud les affections justiciables de l'eau ferrée se compliquent — et c'est le cas le plus fréquent — d'atonie intestinale avec les conséquences qui en dérivent. L'eau sulfureuse dont nous avons étudié les effets sur l'asthénie musculaire du tube digestif et sur les troubles chimiques de la digestion — fermentations secondaires, hyperacidité, auto-intoxication — devient, dans ces cas, l'auxiliaire efficace, et, pour ainsi dire indispensable du traitement par le fer.

Cette indication formelle n'existe-t-elle pas? On a encore tout avantage à administrer concurremment les deux eaux minérales. Deux considérations nous y engagent. En premier lieu, nous avons à maintes reprises constaté l'exactitude d'un fait énoncé par les physiologistes, à savoir : que la présence du soufre dans l'organisme favorise l'assimilation du fer; la clinique, sur ce point, concorde avec les résultats fournis par les expériences de laboratoire. D'autre part, nous savons qu'en plus des divers éléments qui impriment à l'eau sulfureuse son action sur la nutrition générale, celle-ci contient des principes ferrugineux (0 gr. 01 c. de carbonate de fer et de manganèse) qui ne peuvent que seconder utilement les effets de l'eau martiale.

La coexistence à Cambo de ces deux sources minérales, qui se complètent si heureusement, est donc une circonstance exceptionnellement favorable au traitement des maladies dont nous nous occupons dans cechapitre. L'hydrothérapie, qui peut y être appliquée sous toutes les formes, concourt, dans une large mesure, à leur amélioration. Le séjour dans une vraie campagne, le repos dans un site enchanteur, la vie dans un climat d'une salubrité parfaite, tout, jusqu'à l'air pur tonique et sédatif que l'on respire, coopère à leur guérison.

C'est à ces conditions réunies que nous devons attribuer la constance dans les succès. Les résultats obtenus dans le traitement de l'anémie, de la chlorose, de la convalescence et des cachexies paludéennes, sont véritablement remarquables. Je pourrais multiplier les exemples à l'appui. Mais ne serait-ce pas inutilement allonger ce travail? Et l'exposé qui vient d'être fait n'est-il pas suffisant pour permettre au lecteur, qu'il soit médecin ou non, d'apprécier la valeur des ressources que possède la station de Cambo, quand il s'agit de guérir ces affections?

Qu'il me soit permis toutefois, en terminant, de parler une fois encore du rôle exercé par le climat sédatif de Cambo. J'ai eu l'occasion de constater à diverses reprises son influence manifeste et bienfaisante dans les formes nerveuses des maladies dont il est ici question, comme aussi dans plusieurs cas de neurasthénie et chez deux malades atteintes de maladie de Batedow.

Il résulte de mes observations que la station sanitaire de Cambo doit être recommandée, *d'une façon toute spéciale,* aux anémiques et aux débilités nerveux.

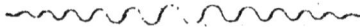

TABLE DES MATIÈRES

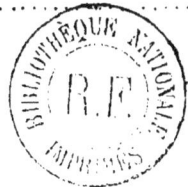

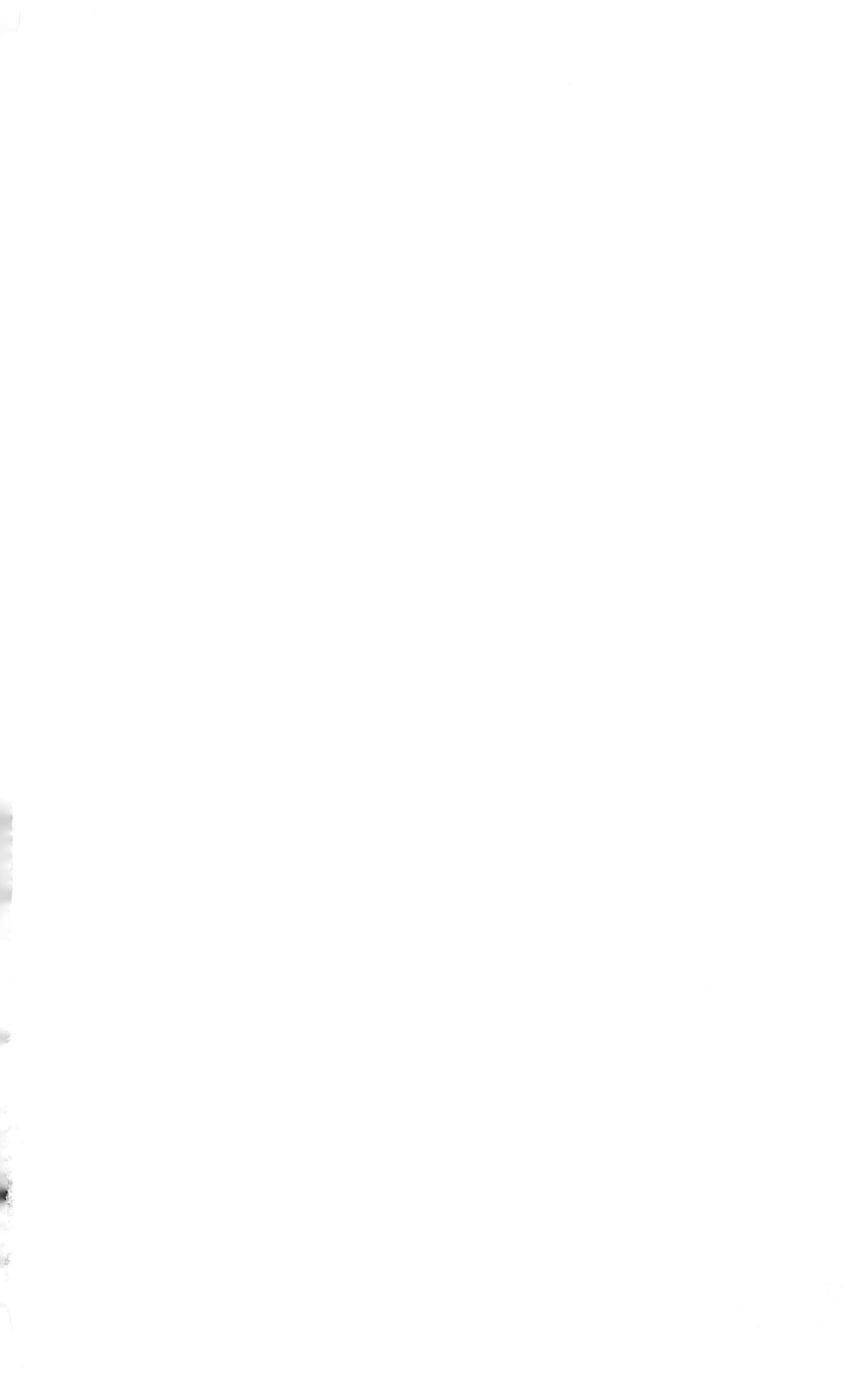

www.ingramcontent.com/pod-product-compliance
Lightning Source LLC
Chambersburg PA
CBHW030927220326
41521CB00039B/1165